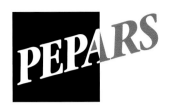

JN084111

【ペパーズ】
編集企画にあたって…

　地球では，生物の進化の過程で，海の生物が陸に上がったことにより，体を乾燥から守る必要が生じました．そして体表面に厚い外皮が形成され，外部からの刺激にも強くなりました．しかしその一方，このバリア機能を有する体表面に傷ができると，陸上の生物にとっては致命的であり，素早く肉芽が生じて収縮し，上皮化が起こるというプロセスが発達しました．しかし，この早く傷を閉じようとする生物学的反応が，必ずしも機能的・整容的によい結果をもたらすとは限らず，目立つ傷あとや瘢痕拘縮といった問題を引き起こすことになります．さらに21世紀に入り益々高齢化が進んでいる日本では，糖尿病性足壊疽や褥瘡といった，漫然と経過を診て治療していても治癒しない傷も増加しています．現在は，傷は治ればよい，というだけでなく，できるだけ正常の機能・整容に近づけて治癒させる努力が求められる時代になっています．

　そこで，傷治療のスペシャリストであるわれわれ形成外科医は，1人1人の傷の状態を的確に診断し，ベストの治療を選択し，さらに医療コストの削減に努める社会的責任があります．PEPARS の本特集号は，傷の治療に取り組む読者の皆様に最新の創傷治療材料の特徴をご理解いただき，臨床に応用していただくことを目的に企画されました．慢性潰瘍を治療されている先生方から，外傷や熱傷を主として治療されている先生，さらにあらゆる形成外科手術後の創傷管理に悩まれている先生まで，幅広い先生方にとって有用な特集号になるように工夫いたしました．筆者の先生方は，それぞれの創傷治療材料使用のコツを知り尽くした専門家であり，臨床に即した使い方を解説していただいています．本書をヒントに創傷で悩む多くの患者さんを救済していただくことを願っております．

　最後に，本書の企画から出版まで多大なご尽力をいただいた，全日本病院出版会の皆様に心より御礼申し上げます．

2024 年 6 月

小川　令

KEY
WORDS
INDEX

WRITERS FILE

ライターズファイル（五十音順）

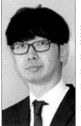

大島　純弥
（おおしま　じゅんや）

2010年	筑波大学医学専門学群卒業
2012年	同大学形成外科入局
2015年	茨城県立中央病院形成外科，医員
2016年	国立病院機構水戸医療センター形成外科，医員
2018年	筑波大学形成外科，病院助教
2019年	Gent University, Department of Plastic Surgery（Belgium），留学
2023年	筑波大学人間総合科学研究科疾制御医学専攻修了 同大学形成外科，病院講師

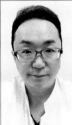

加藤　敬
（かとう　たかし）

2000年	滋賀医科大学卒業 中部労災病院
2002年	社会保険中京病院（現．JCHO 中京病院）形成外科
2010年	岡崎市民病院形成外科
2014年	市立四日市病院形成外科，部長
2017年	JCHO 中京病院形成外科，部長

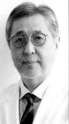

藤井　美樹
（ふじい　みき）

2000年	金沢大学卒業 神戸大学形成外科入局
2001年	大阪府済生会中津病院形成外科
2002年	大阪市立総合医療センター形成外科
2004年	神戸大学形成外科
2007年	北播磨総合医療センター形成外科（旧市立小野市民病院），医長（現職のまま 2013年4月～6月 米国アリゾナ大学足科留学）
2016年	北播磨総合医療センター形成外科，主任医長
2017年	同，重症虚血肢センター長，兼任
2021年	順天堂大学大学院医学研究科再生医学（医学部形成外科学講座，准教授

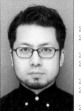

緒方　英之
（おがた　ひでゆき）

2008年	千葉大学卒業
2010年	千葉大学形成外科入局 千葉県こども病院
2011年	毛山病院形成外科
2012年	高知大学医学部附属病院形成外科
2014年	成田赤十字病院形成外科
2016年	千葉大学医学部附属病院形成・美容外科，医員
2020年	同，助教
2023年	東邦大学医療センター佐倉病院形成外科，助教

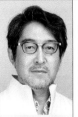

黒川　正人
（くろかわ　まさと）

1984年	大阪医科大学卒業 京都大学形成外科入局
1985年	小倉記念病院形成外科
1987年	倉敷中央病院形成外科
1988年	浜松労災病院形成外科，医員
1992年	京都大学医学部形成外科教室，助手，病棟医長
1992年	Taiwan, Chang Gung Memorial Hospital 留学
1994年	長浜赤十字病院形成外科，部長
2008年	宝塚市立病院形成外科，部長
2014年	熊本赤十字病院形成外科，部長

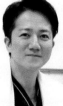

松村　一
（まつむら　はじめ）

1987年	東京医科大学卒業 国立病院東京医療センター
1989年	東京医科大学病院形成外科教室
1995年	Div. of Plastic Surgery and Dept. of Surgery, University of Washington に留学
1997年	東京医科大学形成外科教室
1998年	同大学形成外科教室，講師
2002年	同大学形成外科教室，助教授
2008年	同大学形成外科教室，教授
2014年	同大学形成外科分野，主任教授

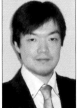

小川　令
（おがわ　れい）

1999年	日本医科大学卒業
1999年	日本医科大学形成外科入局
2005年	同大学大学院修了
2005年	会津中央病院形成外科，部長
2006年	日本医科大学形成外科，講師
2007年	米国ハーバード大学形成外科，研究員
2009年	日本医科大学形成外科，准教授
2013年～現在	東京大学，非常勤講師（兼任）
2015年	日本医科大学形成外科，主任教授

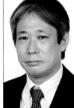

副島　一孝
（そえじま　かずたか）

1988年	筑波大学卒業 東京女子医科大学形成外科入局
1992年	同，助手
1998～2000年	米国テキサス大学留学
2004年	東京女子医科大学，講師
2011年	日本大学医学部形成外科，准教授
2020年	同，教授

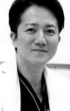

藪野　雄大
（やぶの　ゆうと）

2009年	日本医科大学卒業 同大学付属病院，初期研修
2011年	同大学武蔵小杉病院形成外科
2012年	同大学千葉北総病院形成外科
2013年	北村山公立病院形成外科，医長 あまみ皮ふ科・形成外科，院長
2014年	日本医科大学付属病院形成外科，助教 同大学付属病院高度救命救急センター，助教
2015年	同大学付属病院形成外科，助教
2016年	同大学多摩永山病院消化器外科・乳腺外科・一般外科形成外科診療斑，助教
2017年	同大学多摩永山病院形成外科，部長

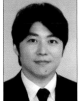

小野　真平
（おの　しんぺい）

2004年	日本医科大学卒業
2006年	同大学形成外科入局 同大学大学院入学
2010年	医学博士取得
2010年	米国ミシガン大学形成外科留学（Dr. Kevin C Chung に師事）
2012年	日本医科大学高度救命救急センター，助教
2013年	聖隷浜松病院手外科・マイクロサージャリーセンター
2015年	会津中央病院形成外科，部長
2015年	日本医科大学形成外科，講師
2017年	同，准教授

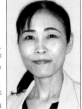

辻　依子
（つじ　よりこ）

1998年	神戸大学卒業 同大学医学部附属病院形成外科入局
1999年	大阪府立母子保健総合医療センター形成外科
2000年	神戸大学医学部附属病院形成外科，医員
2001年	北野病院形成外科
2002年	神戸大学医学部附属病院形成外科，医員
2006年	新須磨病院形成外科
2021年	神戸大学大学院医学研究科形成外科学分野足病医学部門，特命教授

CONTENTS

まずこの1冊！
新しい創傷治療材料を使いこなす

編集／日本医科大学 教授 小川 令

◆編集顧問／栗原邦弘　百束比古　　光嶋　勲
◆編集主幹／上田晃一　大慈弥裕之　小川　令

【ぺパーズ】
PEPARS No.211/2024.7◆目次

「PEPARS®」とは Perspective Essential Plastic Aesthetic Reconstructive Surgery の頭文字より構成される造語．

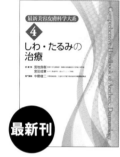
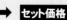

PEPARS No.211：1-6，2024

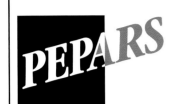

◆特集／まずこの1冊！新しい創傷治療材料を使いこなす

Sorbact®

藤井 美樹*

Key Words：慢性創傷(chronic wound)，バイオフィルム(biofilm)，疎水性相互作用(hydrophobic interactions)，抗菌薬耐性菌(antibiotic resistant bacteria)

Abstract　Sorbact®は，創傷部の微生物やその死骸を物理的に吸着することで微生物負荷を低減させ，感染をコントロールし創傷治癒促進を図ることが期待できる創傷被覆・保護材である．デブリドマン後に使用することでバイオフィルムの再形成を抑制するため，biofilm-based wound careに適している．NPWT，EPIFIX®との併用も有効である．

製品の特徴

Sorbact®は，緑色をした疎水性セルロースアセテート織布からなる創傷被覆・保護材である．浸出液中の黄色ブドウ球菌(MRSAを含む)，レンサ球菌，大腸菌，緑膿菌およびカンジダアルビカンスなどの微生物を疎水性相互作用により結合し，微生物負荷を低減する．疎水性相互作用とは，疎水性を有する分子が水中で結合する物理現象である．Sorbact®には疎水性質を有するDACC(塩化ジアルキルカルバモイル)が添加されており，細胞膜が疎水性質を有するバクテリアおよび真菌はSorbact®に結合する．本品に結合された微生物やその死骸は，ドレッシング交換によって創傷から除去されるため，創傷部位の微生物負荷の低減が期待される．Sorbact®コンプレスをはじめ，浸出液が比較的少ない創に使用しやすいSorbact®ジェルドレッシングやフォームドレッシングなど様々な創傷に適した製品がある(参照：https://sorbact.com/)．

抗菌薬の濫用による抗菌薬耐性菌(以下，耐性菌)の出現は世界的に問題となっており，カルバペネム耐性腸内細菌目細菌(CRE)などの耐性菌による感染症を発症した患者においては治療選択肢が非常に少なく重症化しやすい．この状況を受け，抗菌薬適正使用支援(antimicrobial stewardship；以下，AS)が提唱され，抗菌薬の使用を制限すると同時に，銀，ヨウ素，PHMB(ポリヘキサニド)など抗菌効果のある特定の要素を使用した創傷被覆材の有効性が示され臨床的な使用は増加している[1]．Sorbact®は物理的に細菌やその死骸を吸着することで感染をコントロールするため，ASの理念にかなった製品と言える．

適 応

形状により真皮に至る創傷用と皮下組織に至る創傷用の被覆材があり，Sorbact®コンプレスは皮下組織に至る創傷用である．これまでに手術部位感染創(SSI)などの急性創傷，糖尿病性足潰瘍，静脈鬱滞性潰瘍，褥瘡をはじめとする多くの慢性創傷において細菌数の減少，浸出液コントロール，創傷治癒促進の報告がされている[1]．

* Miki FUJII，〒113-8431　東京都文京区本郷2-1-1　順天堂大学医学部形成外科学講座・大学院医学研究科再生医学，准教授

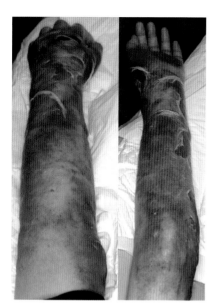

a | b

◀図 1.
症例 1：50 歳，女性．左上肢重症軟
部組織感染症後の潰瘍．外来受診時
肘関節までの重症軟部組織感染症か
ら敗血症性ショックを呈していた．
（CRP 48）
　a：背側
　b：掌側

図 2. ▶

症例 1：翌日の状態
抗菌薬投与により発赤は少し軽減した．こ
の翌日，手背を切開し大量の排膿を行った．

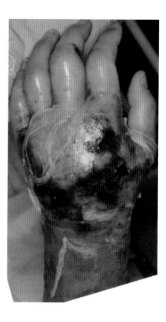

　慢性創傷の 90％にはバイオフィルムが存在し，創傷治癒遅延や感染の主原因となっている[2]．慢性創傷を治癒に導くにはバイオフィルムをいかに管理するかが重要とされており，biofilm-based wound care と呼ばれる[3]．感染した足潰瘍に対してデブリドマンを行った後は閉創せずに開放創とするのが基本であるが，数日経つとスラフで覆われてしまうことをよく経験する．バイオフィルムは数時間で形成され，48～72 時間で成熟するためである．バイオフィルムの再形成を予防するために，デブリドマンを繰り返し行うこと（メンテナンスデブリドマン），その後は Sorbact® のようなバイオフィルムの形成を抑制する被覆材を使用することが推奨されている[4]．Sorbact® による物理的な細菌数の減少は，慢性創傷において炎症期を延長し上皮化を妨げる炎症性サイトカインやマトリックスメタロプロテアーゼ（MMP）を多く含む浸出液を減少させることも創傷治癒促進につながる．浸出液の減少に伴い疼痛，悪臭を減少させる効果も報告されている[5]．

症　例

　Sorbact® で創傷を被覆した上からガーゼなどで覆うのが基本的な使用方法であるが，本章では慢性創傷で多く使われる NPWT と，最近使用可能になった EPIFIX® との併用例について記載す

る．どちらも非常に有用な治療方法であるが，一定期間，創傷を密閉状態に置くため感染の悪化が心配である．Sorbact® を併用することで感染することなく創傷治癒に導くことができた 2 例を紹介する．

＜NPWT との併用例＞

　症例 1：50 歳，女性．左上肢重症軟部組織感染症後の潰瘍

　既　往：1 型糖尿病，糖尿病性網膜症により両眼失明，透析，両側 CLTI，右下腿切断後

　半月前に左中指をひねり，その後，徐々に左手の腫脹を自覚した．腫脹，熱感が悪化したため，当科の定期外来日に相談を受けた．左手背から肘までの重度軟部組織感染症を認め，敗血症性ショックになっていた（CRP 48）．抗菌薬投与，全身管理を行うとともに，発症から 2 日後にベッドサイドで手背の壊死した皮膚を切除すると大量の排膿を認めた．培養結果からは MRSA が検出された．全身状態が回復するのを待ち，入院日から 3 週間後にデブリドマンを行った．露出した伸筋腱は引き出して切除した．脂肪および筋肉は深部まで損傷していたが，壊死組織をすべて切除せずに完全に壊死した部位のみの切除にとどめた．感染制御目的に Sorbact® コンプレスで創を被覆し，クレンズチョイスフォーム™ を用いて 3M™ V. A. C.® Ulta 治療システムで治療を開始した．疼

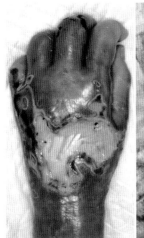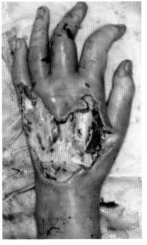

a | b 　　　図 3. 症例 1：3 週間後
　a：デブリドマン前
　b：デブリドマン後. デブリドマン後でも壊死組織
　　は残っているがコンタクトレイヤーとして Sor-
　　bact® コンプレスで創表面を被覆してから，クレ
　　ンズチョイスフォーム™を用いて3M™ V. A. C.®
　　Ulta 治療システムを開始した.

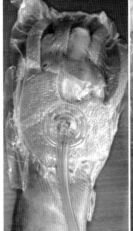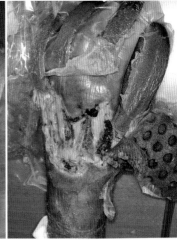

a | b 　　　図 4. 症例 1：4 週間後
　a：交換前
　b：交換時. 感染徴候を認めない. 壊死組織は残存する
　　が，その間から良好な肉芽が形成されている. Sor-
　　bact® コンプレスにもクレンズチョイスフォーム™の
　　穴の跡が残っており，きちんと陰圧がかかっているの
　　がわかる.

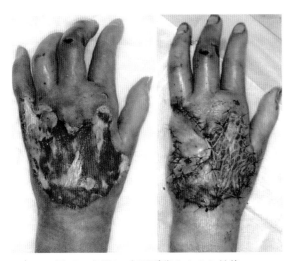

a | b 　　　図 5. 症例 1：初回手術から 1 か月後
　a：術前. 壊死組織はほぼ消失し良好な肉芽で覆わ
　　れたが，小指は MP 関節，基節骨，中手骨が露
　　出したままのため温存が難しいと判断した.
　b：小指の指動脈を茎とする皮弁にして露出した
　　環指の MP 関節を被覆した. 残存する皮膚欠損
　　部は，両鼠径部からのメッシュ植皮を行った.

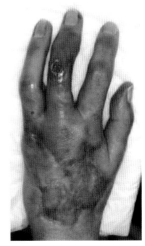

図 6. 症例 1：最終手術から半年後
母指と示指の対立運動は問題なく
行え，患者は満足している. 中指の
PIP 関節部は今後手術を予定して
いる.

痛が強いため吸引圧は−50 mmHg に設定し，手
関節をシーネで伸展位に固定した. 抗生剤の投与
は継続した. Sorbact® はシリコンシートよりは創
に癒着する性質があるため，交換の前に局所麻酔
薬をフォーム内に十分浸漬させることでフォーム
およびSorbact® を剝がす際の疼痛を緩和した. 感
染が再燃することなく経過し，徐々に良好な肉芽
組織で覆われた. 初回手術から 1 か月後に閉創術
を行った. 骨・関節が露出した小指は温存が難し
いと判断し，背側中央に皮切を加えて指動脈を茎

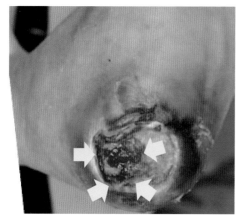

図 7. 症例 2：59 歳，女性．左糖尿病性踵
部潰瘍
矢印の部位に踵骨の露出を認めた．

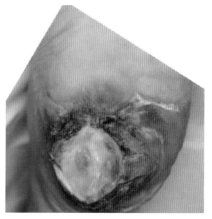

図 8. 症例 2：1 週間後の外来受診時
十分なデブリドマン後でも 1 週間す
るとスラフに覆われた．

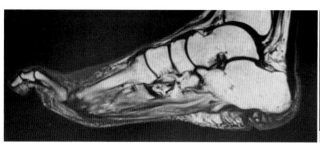

a．T1 強調像　　　　　　　　　　　　　　b．STIR 像

図 9. 症例 2：MRI 画像
STIR 像で軽度高信号を呈するが T1 強調像では軽度細網状の領域を
認めるのみで，明らかな骨髄炎はないと診断した．

とする皮弁にして，環指の MP 関節を含む軟部組
織を被覆した．残存する皮膚欠損部は，両鼠径部
から全層で採取しメッシュ加工した皮膚を移植し
た．皮弁，植皮は正着した．

使用のポイント：

　全ての壊死組織を除去せずに創傷治癒を目指す
時に効果的なのが 3M™ ベラフロクレンズチョイ
ス™ フォームと 3M™ V. A. C.® Ulta 治療システム
の併用であるが，閉鎖空間にするため感染の悪化
が心配である．またフォームの中に肉芽が入り込
み疼痛を訴える症例もしばしば経験する．Sor-
bact® コンプレスをコンタクトレイヤーとして使
用することで，物理的デブリドマンによる微生物
負荷の低減を行うと同時に疼痛の軽減を図ること
ができる．Sorbact® コンプレスは組織に若干癒着
する性質があるため本症例のように疼痛が強い患

者では水道水や生理食塩水，局所麻酔薬をかけて
から除去するとよい．

＜EPIFIX® との併用例＞

　症例 2：59 歳，女性．左糖尿病性踵部潰瘍
　既　往：1 型糖尿病，透析

　数年間，保存的治療を行っても治癒しない踵部
潰瘍であった．SPP は正常範囲内であり，踵骨の
露出を認めたが MRI では骨髄炎は認めなかった．
良好な出血を認める部位までデブリドマンを行っ
ても，1 週間後にはスラフで覆われた．培養から
は E. coli が検出されていた．局所麻酔下に良好な
出血を認める部位まで踵骨皮質を含めデブリドマ
ンし，ヒト羊膜使用組織治癒促進用材料（EPI-
FIX®）を貼付した．その上から，Sorbact® コンプ
レス，アクアセル® Ag アドバンテージで被覆し，
5 日間そのまま静置した．5 日後，スラフの形成や

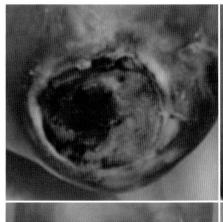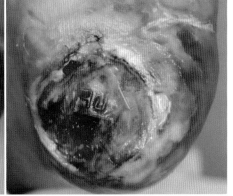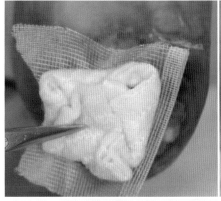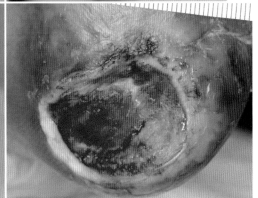

a	b
c	d
e	

図 10.
Sorbact® 初回使用時
a：使用前（3.6×3.5 cm）
b：局所麻酔下に良好な出血を認める部位まで骨皮質を含めデブリドマンし EPIFIX® を貼付した.
c：EPIFIX® の上から，Sorbact® コンプレス，アクアセル® Ag アドバンテージで被覆し，5 日間そのまま静置した.
d：5 日後，スラフの形成や感染徴候は認めず，創部は良好な肉芽で覆われていた（3.5×3 cm）.
e：19 日後．創部はかなり縮小し経過は良好であった（2.8×2.3 cm）が，この後，免荷ができずにポケットを形成したため治療を中断した.

感染徴候は認めず，創部は良好な肉芽で覆われていた．同様の処置を外来通院で 1 週間ごとに行った．創部はかなり縮小し経過は良好であったが，この後，免荷ができずにポケットを形成したため治療を中断した.

使用のポイント：

EPIFIX® は日本国内において 2022 年 9 月 1 日より高度管理医療機器（クラスIV）特定生物由来製品として保険適用となった．糖尿病性足潰瘍または慢性静脈不全による潰瘍のうち，4 週間の既存療法を行っても創面積が 50％以上縮小しない創が適応である．貼付後は十分に水和させたのち，非固着性ドレッシングで上から固定し，ガーゼなどで被覆し 7 日間（最低 5 日間）静置する．1 週間ごとに交換するがその間も創の状態に合わせて免荷，圧迫などの既存治療は継続する．慢性創傷を 1 週間密閉するため感染が心配であるが，Sorbact® コンプレスをコンタクトレイヤーに使用することで感染が再燃することなく治療を行うことができた．本例以外にも静脈鬱滞性潰瘍の症例に同様に EPIFIX® と Sorbact® コンプレスの併用を行い良好な結果を得ている.

本論文について他者との利益相反はない.

参考文献

1) Rippon, M. G., et al.：Antimicrobial stewardship strategies in wound care：evidence to support the use of dialkylcarbamoyl chloride(DACC)-coated wound dressings. J Wound Care. **30**：284-296, 2021.
   Summary　過去の各種抗菌被覆材に対するレビュー文献．Sorbact® は薬剤耐性菌の発生を抑え抗菌剤の適正使用につながると結論している.

2) Attinger, C., Wolcott, R.：Clinically addressing biofilm in chronic wounds. Adv Wound Care. **1**：127-132, 2012.
   Summary　慢性創傷におけるバイオフィルムについて記載している.

3) Wolcott, R. D., et al.：Regular debridement is the main tool for maintaining a healthy wound bed in most chronic wounds. J Wound Care. **18**：54-56, 2009.
   Summary　メンテナンスデブリドマンによるバイオフィルム管理が慢性創傷の治療に必要であることを述べている.

4) Murphy, C., et al.：Defying hard-to-heal wounds with an early antibiofilm intervention strategy：wound hygiene. J Wound Care. **1**：S1-S26, 2020.
   Summary　バイオフィルム管理である wound hygiene について述べたコンセンサスドキュメント.

5) Hampton, S.：An evaluation of the efficacy of Cutimed Sorbact in different types of non-healing wounds. Wounds UK. **3**：113-119, 2007.
   Summary　様々なタイプの慢性創傷における Sorbact® の有用性を述べている.

PEPARS No.211：7-16, 2024

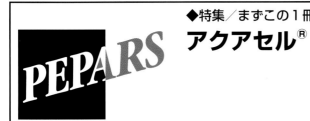

◆特集／まずこの1冊！新しい創傷治療材料を使いこなす

アクアセル®

藪野　雄大*

Key Words：創傷治癒(wound healing)，ハイドロファイバー®(Hydrofiber®)，創傷被覆材(wound dressing)，慢性創傷(chronic wound)，創面環境調整(wound bed preparation)，創傷衛生(wound hygiene)

Abstract　　創傷治癒の歴史は1960年代に発表されたmoist wound healingを皮切りに様々な理論や概念が提唱され，創傷被覆材はともに進化を遂げていった．中でも抗菌作用を持つ銀含有の創傷被覆材の登場は1つのターニングポイントであったと言えよう．
　本稿では銀含有の創傷被覆材のトップランナーとも言える「アクアセル® Agアドバンテージ」(図1)に焦点をあて，その性能や使用方法などを解説する．

「アクアセル® Agアドバンテージ」の歴史と その特徴

　「アクアセル®」はハイドロコロイドであるカルボキシメチルセルロース-ナトリウム(CMC-Na)を繊維に紡績した高吸収性不織布の創傷被覆材(ハイドロファイバー®)であり，1996年にConvaTec社が欧州各国，米国での発売を開始した．本邦では2001年に特定保険医療材料として承認され湿潤環境を保つ創傷被覆材として広く使われることとなった．2008年には国内初の銀含有創傷被覆材である「アクアセル® Ag」が発売された．「アクアセル® Ag」はその後，2014年にナイロン糸でステッチ加工を施し強度を増した「アクアセル® Ag BURN」，ポリウレタンフィルムを外層とし，吸収層としてポリウレタンフォームを用いシリコーンによる自着も可能な「アクアセル® Agフォーム」を経て2017年に「アクアセル® Ag」を，

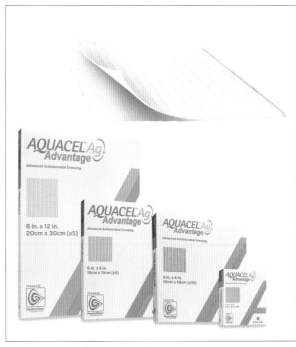

図1．アクアセル® Agアドバンテージ

* Yuto YABUNO，〒206-8512　多摩市永山1-7-1　日本医科大学多摩永山病院形成外科，部長

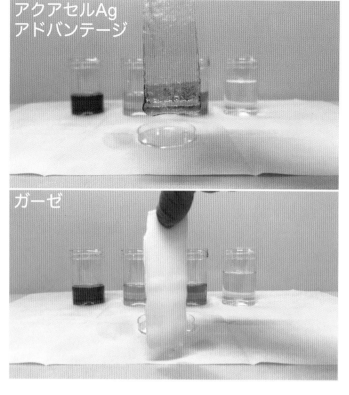

アクアセルAg
アドバンテージ

ガーゼ

図 2.
食用色素を用いて染色した水道水(赤・
青・黄)と水道水に順に浸漬させた
AAA(a)とガーゼ(b)の比較
AAA では着色を繰り返しても混色しな
いが(a), ガーゼでは着色の度に混色し
た(b). AAA は一度吸収した後に後戻
りしないことを示している.

2枚重ねCMC-Naを配合したリヨセル糸でステッチ加工を施した「アクアセル® Ag Extra」と進化を続けた. そして 2020 年に「アクアセル® Ag Extra」に界面活性剤である BTC(benzethonium chloride;塩化ベンゼトニウム)と金属キレート剤である EDTA(ethylenediaminetetraacetic acid di-sodium salt;エチレンジアミン四酢酸二ナトリウム塩)を添加し更に抗菌性を向上させた「アクアセル® Ag アドバンテージ」(図1)(以下, AAA)を発売した.

「アクアセル® Ag アドバンテージ」の持つそれぞれの特徴について述べる.

まず「アクアセル®」の基本構造であるハイドロファイバー® の持つ「吸収性」であるが, 親水性ポリマー(ハイドロコロイド)である CMC-Na の繊維構造内に滲出液を吸収しドレッシングの単位重量あたりの吸収力を増加させた. その吸収力は自重の25倍とされており, ガーゼの7~8倍である. 0.75 倍の薄さにしたものを 2 枚重ね加工された「アクアセル® Ag Extra」ではその吸収量は更に1.5 倍となり, AAA へ引き継がれた. また, ハイドロファイバー® は滲出液を吸収する際にゲル化し, 滲出液中に含まれる細菌や炎症性細胞などをファイバー内に固定する[1]. 繊維構造内に直接保持され吸収された滲出液は圧をかけても外へ漏れ出ることはない(図2). 一般的なガーゼにおいては過剰な滲出液は毛細管現象により水平方向にも広がり浸み出すが, ハイドロファイバー® は垂直方向に吸い上げ, 更に吸収したのちゲル化し収縮していくため創縁皮膚の浸軟を防ぐ(図3). また, ハイドロファイバー® は, 慢性創傷の滲出液に多く含有されるタンパクもゲル内に封じ込めることができ, 粘稠度の高い滲出液にも有効である[2].

AAA はトップドレッシングを持たない. その追従性のよい柔軟な形状からあらゆる創面への使用が可能となっている. また「アクアセル® Ag Extra」より吸収力を損ないにくい CMC-Na 100%リヨセル糸によるステッチ加工が施された. 同様の形状を持つ創傷被覆材であるアルギン酸塩に比べ, 従来品であった「アクアセル® Ag」は除去時に破断しにくくはあったものの, 一塊に除去することは困難であった. しかしこのステッチ加工

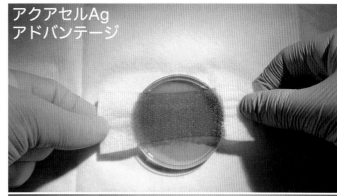

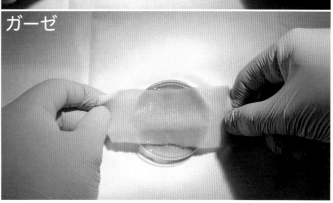

図 3.

着色した水道水をシャーレに浸し、AAA（a）とガーゼ（b）を水面へ接触させた際の比較

AAA は吸水時に水平方向へは拡がらず水面へ更に AAA 自体を引き込みながら吸水し、シャーレの外に拡がらなかった（a）．一方ガーゼは毛細管現象により吸水した水分はシャーレを越えて拡がっていった（b）．

により強度は 9 倍となり、より除去しやすくなった．除去が容易となれば除去時の刺激も軽減され疼痛を緩和させることができる．これらの「形態的特性」も特徴の 1 つである．

「抗菌性能」であるが、「アクアセル® Ag」シリーズは銀イオンとして銀を含有している．「アクアセル®」を構成する CMC-Na のセルロース基にあるナトリウムイオンが 12 対 1 の割合で銀イオンに置換されている．これは創面において抗菌活性を示すには十分な銀イオン濃度である 1 ppm の一定濃度を保つことができる配合であり「アクアセル® Ag」発売より変わらず用いられている．また、細菌を含む滲出液に接触したハイドロファイバーは先述したようにゲル化の際に細菌などを内へと固定したのちに銀イオンにより抗菌効果を示す．

銀イオンは細菌が耐性を獲得することは稀だと言われており、AAA は多剤耐性菌を含む幅広い抗菌スペクトルを有する[3][4]．AAA では銀イオンと添加剤の 6 万通り以上の in vitro での組み合わせ試験の中で最適な抗菌性を発揮することが確認できた BTC と EDTA を添加剤として用いてい

る[5]．AAA の接触した創表面においては界面活性剤である BTC が細菌の集合体であるバイオフィルムを取り巻くように構成する細胞外高分子物質（extracellular polymeric substances；EPS）マトリックスの表面張力を下げ、金属キレート剤である EDTA が EPS マトリックスを結びつけている金属イオンに反応し、銀イオンを細菌まで運び効率的に抗菌作用を発現させる．

つまり従前の銀イオン単体による抗菌効果だけでなく、BTC と EDTA による三位一体の作用により、より強力な効果を発揮することができるようになった．

AAA の保険適用は「皮下組織に至る創傷用」として償還されている．5×5 cm, 10×10 cm, 15×15 cm, 20×30 cm のシート状と、ステッチを幅に合わせ狭くした 2×45 cm のリボン状の 2 種類を展開している．トップドレッシングを持たないその柔軟な形状からは凹凸を有するような潰瘍はもちろんのこと、ポケットを有するような深い潰瘍などにもよい適応がある．

Wound Hygiene　創傷衛生

　冒頭で述べた創傷治癒の概念や理論の中でも代表的なものは TIME 理論である．TIME 理論は 2003 年に International Advisory Board on Wound Bed Preparation にて提唱された慢性創傷を治療に反応する創傷へ変換する Wound Bed Preparation（以下，WBP）のための治療介入の概念である[6)7)]．創部の状態を表す，T：Tissue non-viable or deficient（壊死組織・不活化した組織），I：Infection or Inflammation（感染・炎症），M：Moisture imbalance（湿潤環境の不均衡），E：Edge of wound-non advancing or undermined epidermal margin（創縁の治癒遅延・表皮の巻き込み（ポケット））の 4 つの頭文字から TIME と命名された．2012 年に update されたのち[8)]，2019 年に TIME に R：Repair and Regeneration（組織の修復と再生），S：Social and patient-related factor（社会的要因）を加えた TIMERS が新しい概念として提唱され，より難治例に対して介入策を講じることができるようになった[9)]．そして，2020 年にはケアプロトコルとしての概念である wound hygiene が提唱された[10)]．Wound hygiene は TIME 理論が治療戦略，介入のためのフレームワークとして用いられることと異なり治療におけるケアプロトコルであり，特にバイオフィルムに対しての予防的観点を持ち合わせており，処置において重要なポイントを 4 つの段階として提示している．その内容は「Cleanse：洗浄」，「Debride：デブリードマン」，「Refashion：創縁の新鮮化」，「Dress：創傷の被覆」の 4 つからなる．このコンセプトは手洗い，歯磨き，シャワーで体を洗うなどといった基本的な衛生管理と同様に，創傷に対しても基本的な衛生管理を適用するべきであるという前提に基づいており，創傷治癒にとって当然のようになされていた，もしくはなされるべきとも言えるこの処置の流れは，改めて概念化することでより強くバイオフィルムに対しての対応の必要性を再認識させた．4 つの段階では常にバイオフィルムを意識した行動を取るが，「Dress：創傷の被覆」においては直前の 3 つの段階で可能な限り除去しても残存するバイオフィルムに対応し，その結果バイオフィルムの再形成を防ぐことのできる創傷被覆材の選択を勧めている．Wound hygiene コンセンサスドキュメントにおいては，各種抗菌製剤の中で銀イオン＋EDTA＋BTC を組み合わせることによりバイオフィルムが根絶されたことが記載されている[5)10)]．

実際の適用方法

　創傷被覆材を利用する上で重要なポイントは当然のことながら，その特性を活かすことである．AAA において，その特性は先に挙げた「吸収性」，「抗菌性能」，そして除去のしやすさ，除去時の疼痛緩和，追従性，また処置を簡便化できるなどの「形態的特性」であると考える．「吸収性」と「抗菌性能」に関しては先述した TIME 理論に則って考える．壊死組織があるのかどうか，壊死組織がある場合に湿性壊死なのか乾性壊死なのか，感染徴候はどの程度なのか，Critical Colonization となっているのか（バイオフィルムの存在を疑うのか），滲出液量は多いのかどうか，などの点に着目する．実際には他の外用薬，創傷被覆材で効果が認められなかったために AAA を選択することもあれば，初手から AAA の「抗菌性能」，「吸収性」がその創傷に合致すると考え選択することもあり，これらの点からはやはり選択肢は多岐に亘る．しかし，AAA の特性の 1 つと考える「形態的特性」によっては，AAA が最適となる使用方法があると筆者は考える．本稿ではその「形態的特性」に注目し，代表症例を紹介する．

① 除去のしやすさ・除去時の疼痛緩和

症例 1：糖尿病性足潰瘍（図 4）
　既往症に 2 型糖尿病を持つ 80 歳代女性である．初診の約 3 か月前より足趾間より滲出液の漏出を認めるようになったが放置していた．数日前より全身性の発熱を認め，救急外

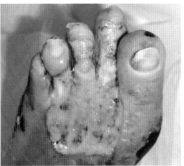

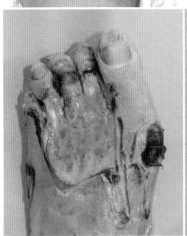
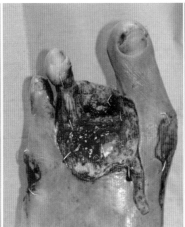
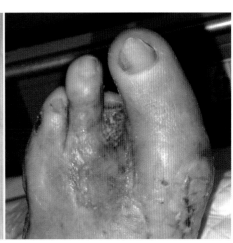

図 4.
症例 1
  a：介入時
  b：介入後 14 日目
  c，d：介入後 16 日目．デブリード
      マン・足趾切断・人工真皮貼付
  e：術後半年目

来を受診し同日入院となった．入院日は精製白糖・ポビドンヨード軟膏を塗布されていたが，塗布後より激痛を認めたとのことで翌日介入時には処置を強く拒否された．創部周囲は感染徴候を認めており，滲出液量は多く潰瘍面にはslough を多量に認めていた．創部の疼痛は強く石鹸洗浄もやっとのことであり，鋭匙を用いての処置などはもってのほかという状態であった．全身への感染波及に対する策としては抗生剤点滴が開始されており，局所（創面）の対策としてヨード系の外用剤やスルファジアジン銀クリームを考えたが，患者が処置に対して非常に消極的になっていたことから処置回数を減らしたいと考え AAA を選択し2～3日に1度の交換とした．処置を行

わない間も連日トップドレッシングであるガーゼの交換は行った．治療介入より1週間後には創部周囲の感染徴候も軽減し，処置時の疼痛も徐々に軽快していき患者は治療に対しても積極性が見られるようになった．介入後16日目に潰瘍面のデブリードマン，PIP 関節の露出・脱臼を認めた左第2・3趾の関節離断を行い，人工真皮を貼付した．術後経過は良好であり分層植皮術を施行し上皮化を得た．

　創部の状態からは感染対策，またsloughに対して積極的なメンテナンスデブリードマンが必要であった症例であったが，処置や外用薬による疼痛が強かったために，他の選択肢を考慮せざるを得なかった．Slough を認めることからバイオフィル

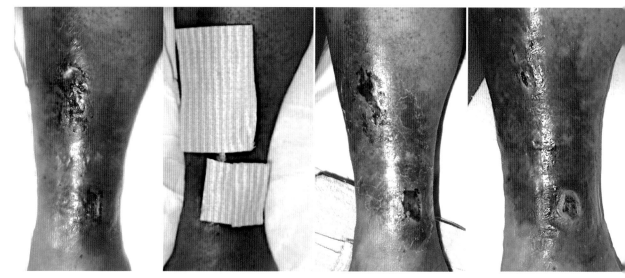

a．介入時 　　　　　　 b．介入後7日目 　　　　　　 c．介入後21日目

図5．症例2

ムの存在を考え，BTCとEDTAそして銀イオンによる効果を，更には滲出液の吸収能，ゲル化することにより創面への固着を最小限に抑え一塊に除去できるその材質に期待しAAAを選択した．結果として，AAA使用により術前の良好なWBPができたと感じられた症例であった．

症例2：うっ滞性下腿潰瘍（図5）

既往症に先天性心疾患を持つ40歳代男性である．心不全増悪に伴い入院した際に，ほぼ未治療であったうっ滞性下腿潰瘍を認めた．近医皮膚科に数回通院したが疼痛が強いために治療を断念した経緯があった．左下腿外側の潰瘍周囲には発赤，熱感，また色素沈着を認め，軽度浮腫を伴い被覆していたガーゼだけでなく衣服まで滲出液の浸み出しがあった．看護師，主治医より感染創であるため処置が必要である旨を伝えたが，疼痛を伴う処置であるため断固拒否されていた．そこで当科へ紹介となり状況を考え，愛護的な石鹼洗浄と2〜3日おきのAAA交換を提案し処置を開始した．翌週には痛みなく処置ができているためこのまま続けてほしいと希望あり，処置継続した．また，弾性ストッキング着用にも拒否があったが，徐々に使用するようになった．3週間の入院期間中はAAAを使用し潰瘍は十分縮小し，退院後は親油性基剤軟膏外用に変更し上皮化した．

感染を伴う創部の処置には疼痛はつきものである．疼痛の訴えには個人差があるため医療者側からの判断でその訴えを無碍にすることはあってはならない．何よりも訴えに耳を傾けず，痛みを我慢させたまま処置を続けていては医療者と患者間において，信頼関係は成り立たない．症例1，2ともに処置時の疼痛が緩和されたことにより，治療への積極性が生まれた．特に症例2は退院し外来通院となった後にも新規創傷の発生を認めたが，ラポールを形成できたことにより悪化時には積極的に弾性ストッキングや弾性包帯を使用するようにもなり現在では再発なく経過している．

この2例のように創部の感染や滲出液量に対して効果を示すだけでなく，ゲル化することで除去しやすくし，除去時の疼痛を緩和できる「形態的特性」が選択の決め手となることは多いと考えられる．処置時の疼痛緩和から信頼関係を形成し治療コンプライアンス・アドヒアランスが良好となれば，よりよい結果に繋がる．

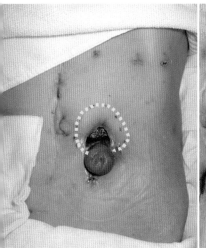
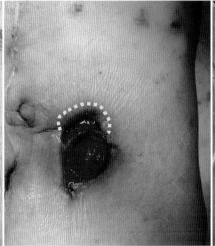
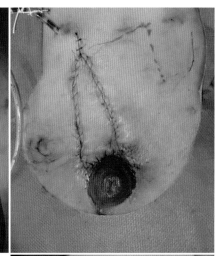

a | b | c
---
d

図 6. 症例 3
　a：介入時
　b，c：介入後 17 日目　手術時．V-Y 前進皮弁施行
　d：術後 4 か月目

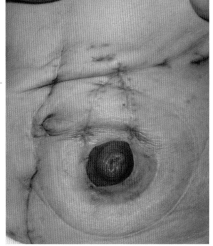

② 追従性

症例 3：人工肛門周囲術後創部感染（図 6）

　既往症に 2 型糖尿病，直腸がんを持つ 60 歳代男性である．近医より直腸癌に対し手術目的に当院消化器外科へ紹介となった．腹腔鏡補助下 Hartmann 手術施行後に人工肛門の腸管虚血を認め保存的加療とするも改善が認められないために腹腔鏡補助下に人工肛門（S 状結腸）を再度造設したが，その術後 3 日目より周囲皮下膿瘍を認め改善が認められないため術後 26 日目に当科へ紹介となった．潰瘍はストーマの頭側に 2.5×2.5 cm，頭側皮下に 8×7 cm のポケットを認めた．創底の肉芽は浮腫状であり表面に若干の slough を認めた．周囲への感染徴候は認められなかった．連日のストーマパウチ交換を行っており，人的コストの問題や患者への処置の負担も考え通常のパウチ交換時に処置ができるようにするため一時的に AAA を選択した．術後 31 日目に面板の外から局所陰圧閉鎖療法（negative pressure wound therapy；以下，NPWT）を行うべく，局所皮弁により開口部を移動させることを計画したが，癒着性イレウスに伴う患者状態の悪化により手術を延期した．その

後も同様の処置を続け祝日による長期休暇後の術後 43 日目にイレウス解除の手術と同時に局所皮弁術を予定した．しかし，手術当日に創部を 10 日以上ぶりに確認したところ，潰瘍およびポケットの著明な縮小を認めた．NPWT 施行のための開口部の変更ではなく一期的な閉創が可能と判断し V-Y 前進皮弁を行い，閉創した．

　本症例では図らずも創部ポケットの縮小を得て閉創に至ったが，予想以上の治療効果が得られた．これまでもポケットを有する症例には AAA をはじめ「アクアセル® Ag」シリーズはその自由な形状から率先して使用されていたが，通常のガーゼ＋サージカルテープなどでのドレッシング

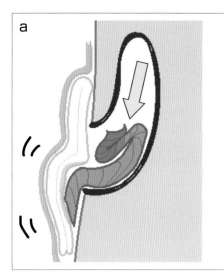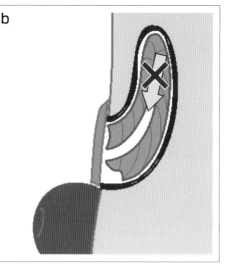

図 7.
腹壁など重力の影響を受けやすい創面における模式図
　　a：従来のガーゼによるドレッシング．重力により体外へ排出された．
　　b：面板により創内に保持された．

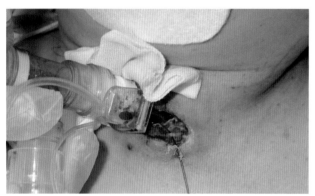

図 8．気切孔感染離開創
カニューレとウィングの存在から処置操作の限られた創部である．このような創部にはＹ字ガーゼ様の使用が有効である．

では，創部の解剖学的位置にもよるが体動や重力に従い創外へ排出されることをしばしば経験していた．しかし今回は創部がストーマに接していたこともあり，創縁周囲皮膚へ密着できるストーマパウチの面板により AAA を創内に保持することが可能となり（図 7），創表面への密着が得られ効果的なポケット縮小に至ったと考える．

　ポケット，または皮下に cavity を認める創部へ外用薬を充填しても，局所へ停留させることは難しく巾着様にガーゼに包み使用することもあるがどうしても煩雑になってしまう[11]．また外用薬の効果は持続的なものではなく連日の処置交換となる．本症例のようにストーマ近傍のポケットとなれば連日のパウチの交換に伴い物品や人的コストなどがかさんでしまう．その点，トップドレッシングを持たず自由な形状変化が可能な AAA はポ

ケットへの充填に適した創傷被覆材である．また，AAA はそのハイドロファイバー[®]内へ滲出液を吸収しきった後も銀イオンは創面に 1 ppm の一定濃度を保つように徐放され続けるため，数日間開放されない創部には最適であろう．

　同様にこの追従性を活かした使用方法を挙げるとすれば気切孔感染に伴う離開である（図 8）．気切孔はその解剖学的位置から創部直下には気管があり，創部にはカニューレが隣接し直上には固定用のウィングがある．十分な処置スペースもなく外用薬塗布が難しい場合は Y 字ガーゼと同じように切れ込みを入れ，離開部に一部を落とし込むように使用する．これも AAA の特性を最大限に生かした使用方法と言えよう．

③ 処置を簡便化する

　これは ① とも通ずるところはあるが，患者ではなく医療者側からの目線である．

症例 4：腹部正中創術後創部感染（図 9）
　既往症を持たない 20 歳代女性である．他院帝王切開後に持続する子宮出血で当院搬送され，右子宮動脈破綻に対し塞栓術を施行後に麻痺性イレウスとなり子宮壊死による膿瘍形成から敗血症，腹膜炎となり入院から 11 日後に腹膜炎根治術として子宮全摘出施行した．術後創部感染（surgical site infection；SSI）となる可能性が高いと考え皮膚を間隔をあけて縫合されていた．術後 2 日目に当科へ紹介と

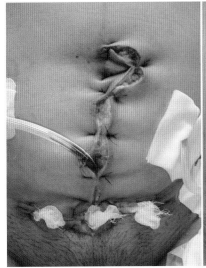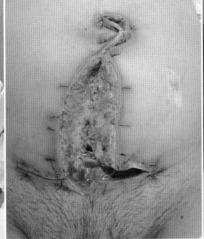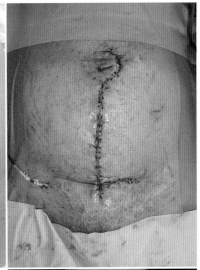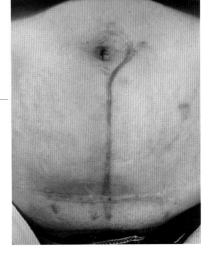

a	b	c
		d

図 9. 症例 4
　　a：介入時. 術後 2 日目 半抜糸施行
　　b：術後 7 日目. 全抜糸施行
　　c：術後 33 日目. 縫合閉創
　　d：術後 6 か月目

なった. 皮下に cavity を認める部位を部分的に抜糸し半開放創として, 開放部に AAA を用い創部管理し術後 7 日目には感染が沈静化したことを確認し腹腔ドレーンを抜去, 全抜糸しコンタクトレイヤーを厚めにドレーン孔へあて周期的持続灌流併用局所陰圧閉鎖療法 (NPWT with instillation and dwelling；以下, NPWTi-d) を開始した. その後は順調に創部の清浄化, 縮小を認めたため術後 33 日目に縫合閉鎖した.

　本症例は腹膜炎根治術後の本症例においては術直後より当科介入したが, 腹腔ドレーンを抜去するまでは開放せず経過観察したいという申し出もあり, 皮下の cavity を開放し管理することとした. 部分抜糸し開放したものの間隙は狭く外用薬による処置は困難であり, 感染コントロールと追従性, また処置を簡便化する目的に AAA を選択した. ドレーン抜去後に全抜糸し開放創としてからは NPWTi-d を行い最終的に閉創し, NPWTi-d までのよい WBP ができた症例であった.
　他科手術創において術後 SSI となった場合は術後しばらく当該科による管理がなされることが多い. その場合, 連日消毒ないしは生理食塩水による洗浄を行いガーゼ保護をするのみで経過観察されていることが多いが, 当院では SSI を疑った場合には図 10 の如くプロトコールを作成し対応している. 表層 SSI においては外用薬を用いた治療で対応するが, 深部 SSI では外用薬を使用することにより ② で述べたように残渣を生じ, 残渣を除去する際に強く疼痛を認めることが多々ある. また深部などの処置が煩雑になりやすい創傷の処置に不慣れであろう他科医師や病棟看護師にとって AAA を使用することで処置を簡便化でき, その選択は妥当と考えられる. それにより介入までの間に感染がある程度沈静化されているケースを多く経験する.

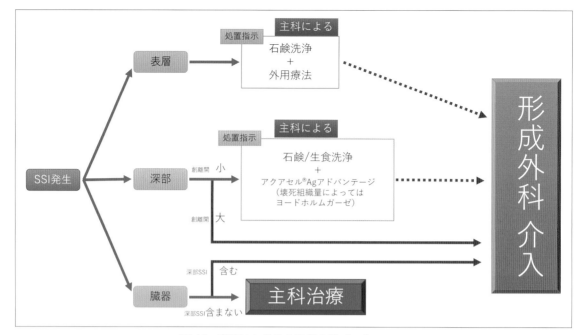

図 10. 当院における SSI 発生時プロトコール
深部 SSI の場合にはまず主科により AAA などを用いた治療を始めてもらう.

まとめ

　AAA は銀含有の創傷被覆材であり, その「抗菌性能」と「吸収性」は群を抜いている. また, バイオフィルム対策としても今後活躍の機会は多くなることと思われる. しかし, それらと同等に注目すべきは「形態的特性」であり, それにより処置を簡便化し, "誰でも", "簡単に", 処置ができる点が最大の持ち味である. 当然, すべての面において優れている外用薬, 創傷被覆材は存在しないが, AAA はどのような局面においても使用することができるオールインワンな性能を持ち合わせた被覆材であると考える.

参考文献

1) Newman, G. R., et al.：Visualisation of bacterial sequestration and bactericidal activity within hydrating Hydrofiber wound dressings. Biomaterials. **27**(7)：1129-1139, 2006.
2) 松崎恭一：【日常診療で役立つ糖尿病足病変とフットケアの知識】(Part 1.)これだけは押さえよう！足病変の基礎知識　糖尿病性足潰瘍における創傷被覆材の選択. Visual Dermatol. **12**(11)：1142-1147, 2013.
3) Jones, S. A., et al.：Controlling wound bioburden with a novel silver-containing Hydrofiber® dressing. Wound Repair Regen. **12**(3)：288-294, 2004.
4) Bowler, P. G., et al.：Microbicidal properties of a silver-containing Hydrofiber dressing against a variety of burn wound pathogens. J Burn Care Rehabil. **25**(2)：192-196, 2004.
5) Said, J., et al.：An in vitro test of the efficacy of an anti-biofilm wound dressing. Int J Pharm. **474**(1-2)：177-181, 2014.
6) Schultz, G. S., et al.：Wound bed preparation：a systematic approach to wound management. Wound Repair Regen. **11** Suppl 1：S1-S28, 2003.
7) Schultz, G. S., et al.：Wound healing and TIME；new concepts and scientific applications. Wound Repair Regen. **13**(4 Suppl)：S1-S11, 2005.
8) Leaper, D. J., et al.：Extending the TIME concept：what have we learned in the past 10 years?. Int Wound J. **9**(Suppl 2)：1-19, 2012.
9) Atkin, L., et al.：Implementing TIMERS：the race against hard-to-heal wounds. J Wound Care. **23**(Sup3a)：S1-S50, 2019.
10) Murphy, C., et al.：Defying hard-to-heal wounds with an early antibiofilm intervention strategy：wound hygiene. J Wound Care. **29**(Sup3b)：S1-S26, 2020.
11) 櫻井　敦：【新規創傷治療材料をいかに活かすか】アクアセル Ag アドバンテージ. 形成外科. **65**(10)：1144-1151, 2022.

PEPARS No.211：17-26，2024

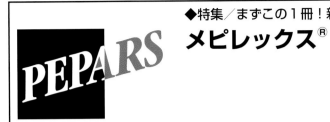

◆特集／まずこの1冊！新しい創傷治療材料を使いこなす

メピレックス®

黒川　正人*

Key Words：ポリウレタンフォーム（polyurethane），ソフトシリコン（soft silicone），ドレッシング材（dressing），セーフタック®テクノロジー（safetac® technology），銀（silver）

Abstract　メピレックス®およびメピレックス®ボーダーはソフトシリコン・ポリウレタンフォームドレッシング材である．また，それぞれに抗菌性のある銀含有性ドレッシング材が販売されている．本材の特徴はセーフタック®テクノロジーと称されるソフトシリコンを使用した粘着技術を有することである．この特徴は，① 剥離時の疼痛と組織損傷リスクを軽減し，② 湿潤した創面に固着しにくく，③ 周囲皮膚の浸軟リスクを軽減する点である．本稿では一般的な使用方法とともに，植皮固定やNPWTなどにおいて若干の工夫を加えてこれらドレッシング材を使用しているため，その経験について述べる．

はじめに

メピレックス®およびメピレックス®ボーダー（ともに，メンリッケヘルスケア社製）はソフトシリコン・ポリウレタンフォームドレッシング材である．また，それぞれに抗菌性のある銀含有性製品が販売されている．本材の特徴はセーフタック®テクノロジーと称されるソフトシリコンを使用した粘着技術を有することである．本稿ではそれぞれの特徴と使用経験について，若干の考察を加えて述べる．

---
* Masato KUROKAWA，〒861-8520　熊本市東区長嶺南 2-1-1　熊本赤十字病院形成外科，部長

セーフタック®テクノロジー

メンリッケヘルスケア社が開発したソフトシリコンを使用した粘着技術で次の特徴を有する．① 疼痛と組織損傷のリスクを軽減し，② 湿潤した創面に固着しにくく，③ 浸軟リスクを軽減する．

ソフトシリコン粘着剤は適度な粘着力を持つと同時に，皮膚表面の微細な凹凸に密着するため，剥離時に皮膚の一部ではなく，全体に力が分散して，皮膚剥離の危険性が減弱する[1]（図1）．そのことで，ドレッシング材交換時の疼痛も軽減できる[2]．創傷における疼痛の軽減は患者にとって重要な問題であり[3]，ドレッシング材を貼付している間のみではなく，その交換時の疼痛軽減が重要と考えられる[4]~[6]．Vingoe[6]は創傷処置時に予想以上の痛みを感じた患者は，看護に対する信頼が薄れ，創部交換に対して不安を持つと述べている．そのために，このような創部交換時の疼痛軽減にソフトシリコン・ドレッシング材の有効性が報告されている[7]．また，皮膚の凹凸にシリコン

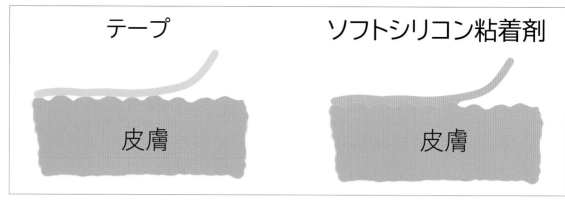

図 1. セーフタック®テクノロジー
一般的なテープでは接着面は皮膚の凸部に付着して，剝離時に同部に応力が集中する．ソフトシリコンの粘着剤では皮膚の凹凸部にすべて接着するため，剝離時に応力が分散して皮膚損傷や疼痛を軽減する．

粘着剤が密着することでシーリング効果を発揮して，滲出液が創周囲に拡散することを防止する[8]．さらに，創面の湿潤環境が維持されることで，創面との固着を防ぐこともできる．

各種製品の特徴

主に特定保健医療材料について述べる．

1．メピレックス®，メピレックス® Ag

メピレックス®はポリウレタンフォーム材に直接ソフトシリコンがコーティングされていて，背面はポリウレタンフィルムで被覆されているドレッシング材である．本材のポリウレタンフォームは柔らかく創面が凹凸であっても，追従性はよい．創の大きさに合わせて，本材を切って貼ることも可能である．また，前述の如くソフトシリコンの粘着剤のシーリング効果で，皮膚表面におけるドレッシング材からの滲出液の漏れを防止する．しかし，本材の背面にはポリウレタンフィルムが存在し，吸収した滲出液の漏れはないが，横面にはフィルムがないため，滲出液が多いと横面からの漏れはある．そのため，滲出液が多い場合はガーゼなどの2次ドレッシングで被覆して，ポリウレタンフォームの横面からの滲出液を吸収する必要がある．また，滲出液の吸収は良好であるが，水分量が多い場合に背面から圧迫すると，吸収面に滲出液の後戻りはある．

一方，メピレックス® Agはポリウレタンフォームに硫酸銀を含有し，創面の滲出液と接触すると銀イオン（Ag⁺）を放出して抗菌作用を発揮する．ただし，顕著な感染創に対しては慎重な使用が必要である．また，本材はMRI検査には影響はないが，添付文書には放射線治療中や超音波および高周波などの検査中に使用しないこととの記載がある[9]．

2．メピレックス®ボーダー，メピレックス®ボーダー Ag

メピレックス®ボーダーおよびメピレックス®ボーダー Agは多層構造で，創傷接触面は，多孔性のポリウレタンにソフトシリコンがコーティングされた構造となっている．ポリウレタンフォームの吸収材はさらに3層に分かれていて，吸水層，拡散層，保水層からなっている（図2）．メピレックス®ボーダー Agは吸収層に硫酸銀が含有されていて，創面の滲出液と接触すると銀イオン（Ag⁺）を放出して抗菌作用を発揮する．両製品ともに，滲出液は吸水層で吸収された後に，拡散層で水平方向に拡散し，保水層で保持される（図3）．保水層で保持された滲出液の一部は背面のフィルムを通して蒸散される．保水層があるため，後戻りは少ない．メピレックス®ボーダーフレックスはメピレックス®ボーダーとは異なり，ポリウレタンフォームにY字カットが施されていて，多方向への伸展性が優れ，踵，膝，肘などの凸面に装着しやすいことが特徴である（図4）．ボーダー部

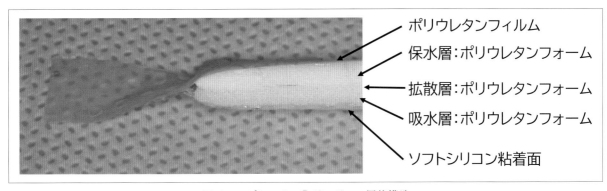

図 2. メピレックス®ボーダーの層状構造
創面からソフトシリコンの粘着剤,ポリウレタンフォームの吸水層,拡散層,保水層,背面のポリウレタンフィルムからなっている.

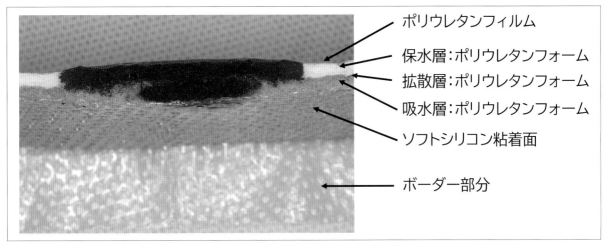

図 3. メピレックス®ボーダー Ag の吸水状態
ポリウレタンフォームの吸収材は多層構造で,滲出液は吸水層で吸収された後に,拡散層で拡散され,保水層で保持され,背面のポリウレタンフィルムで蒸散される.

図 4.
メピレックス®ボーダーフレックスの凸面への貼り付け
メピレックス®ボーダーフレックスはポリウレタンフォームに Y 字カットが施されていて,多方向への伸展性に優れ,凸面に装着しやすい.

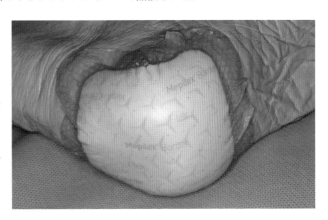

分があるため,装着は比較的容易であるが,大きさが制限され,それぞれの創面の大きさに合わせて製品を選ぶ必要がある.
　また,メピレックス® Ag と同様に,本材は MRI 検査には影響はないが,添付文書には放射線治療中や超音波および高周波などの検査中に使用しないこととの記載がある.メピレックス®ボーダーフレックスと異なり伸展性はないが,吸水性,後戻りなどはメピレックス®ボーダーフレックスと同等である.

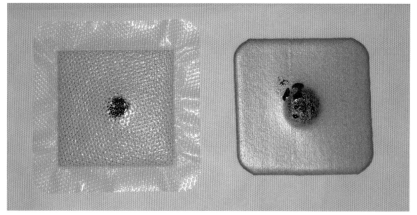

図 5.
メピレックス®ボーダー Ag(左)とメピ
レックス® Ag(右)の吸水速度の比較
筆者が行った試験では，吸収速度は
メピレックス®ボーダー Ag(左)の方が
メピレックス® Ag(右)より早かった．

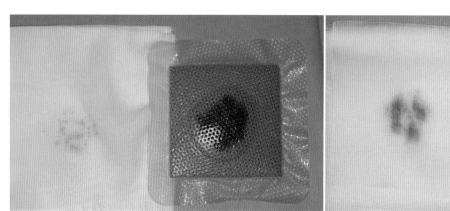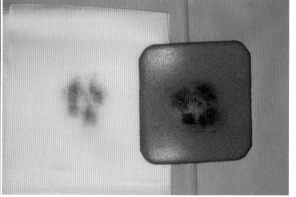

図 6. メピレックス®ボーダー Ag(a)とメピレックス® Ag(b)の吸水後の後戻りの比較   a | b
筆者が行った試験では，同量の水を吸収させた後のガーゼへの後戻りは，メピ
レックス®ボーダー Ag(a)の方が，メピレックス® Ag(b)よりも少なかった．

3．メピレックス®ライト，メピレックス®ボーダーフレックスライト

　メピレックス®のポリウレタンフォームが薄いものがメピレックス®ライトである．メピレックス®ボーダーフレックスライトは吸収材が吸収層と拡散層からなっていて，拡散層にはメピレックス®ボーダーフレックスと同様にY字カットが施されているため伸展性がよい．いずれの製品も薄型で吸水力は劣るため，滲出液の比較的少ない浅い真皮に至る創傷に適している．

4．メピテル®，メピテル®ワン

　本材は多孔性のポリウレタンにシリコン粘着剤を付着させた非固着性ガーゼである．多孔性で滲出液の排出はよいが，吸収層がないため2次ドレッシングとしてガーゼなどが必要である．両面に粘着剤が付いているものがメピテル®で，片面のものがメピテル®ワンである．メピテル®は特定

保健医療材料であるが，メピテル®ワンは保険適用外である．

製品の比較

　メピレックス® Agとメピレックス®ボーダー Agを比較する．メピレックス® Agは創面に接する面全体にソフトシリコン粘着剤がコーティングされているが，メピレックス®ボーダー Agは創面に接するポリウレタンフォームは多孔性で，そこにのみソフトシリコンがコーティングされているため，吸収速度はメピレックス® Agよりは早いと考えられる．実験的に吸水速度を計測するとボーダーの方が水分の吸収は早かった(図5)．また，等量の水を吸収した後にドレッシング材の背面を押して後戻りを見ると，ボーダーは吸水層で水分が保持されているために，後戻りは少なかった(図6)．

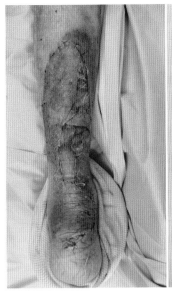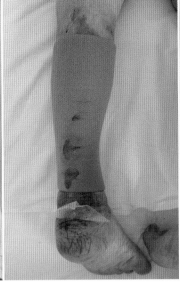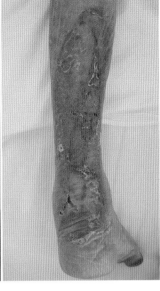

a|b|c

図 7. 症例 1：スキンテア
スキンテアを元に戻し，皮膚欠損部にはチールシュ植皮を行い(a)，メピレックス®
Ag で固定した(b)．戻した皮膚および植皮片はドレッシング材に固着することな
く，容易に剥がれた(c)．

使用例

　今回は一般的な使用例のみならず，筆者が使用
している工夫についても述べる．そのため，ド
レッシング材として保険適用外の使用例について
も触れることを最初に断っておく．

1．スキンテアに対する使用

　脆弱な皮膚がスキンテアの発生要因であること
から，その治療にはセーフタック® テクノロジー
が最も効果を発揮すると考えられる[1]．なかでも
メピレックス®，メピレックス® ライトなどを使用
することが多い．その理由は，スキンテアでは滲
出液が比較的少なく，剝脱した皮膚の状態がド
レッシング材の上から観察しやすいということが
挙げられる．ただし，感染を懸念する場合には，
創部の視認は困難であるがメピレックス® Ag を
使用する．

　症例 1：102 歳，男性．左下腿後面のスキンテア
(図 7)

　入院中に広範囲のスキンテアが発症したため，
剝脱した皮膚を戻して，疎に縫合固定を行った．
同時に皮膚欠損部分には左大腿後面からカミソリ
で採皮したチールシュ植皮を行った．術後は，今
回はスキンテア発症から数日経過していたため，
戻した皮膚の感染を懸念して，全体にメピレック
ス® Ag を貼付して被覆した．表面から滲出液に
よる汚染範囲の確認は行っていたが，術後創部か
らの滲出液量は少なかったため，9 日間交換は行
わなかった．9 日目にメピレックス® Ag を剝離し
たが，剝離は容易で植皮片がドレッシング材とと
もに浮き上がることはなく，戻したスキンテアの
部分と植皮片は完全に生着していた．

2．植皮への応用

　分層植皮，全層植皮ともに，植皮片の固定に非
固着性ガーゼとしてメピテル®，メピテル® ワンを
用いている．特に，植皮のタイオーバー固定の代
用として NPWT を使用する時には，メピテル® を
用いると効果的である．メピテル® は両面にシリ
コン粘着剤が付着しているため創面側では，植皮
片を固定して，そのずれを予防して植皮の生着を
促進する．反対側の接着面には NPWT のフォー
ムを付着させることで，ドレープで被覆する際に
フォームのずれや脱落を防止できる．

　メッシュ植皮やチールシュ植皮において，滲出

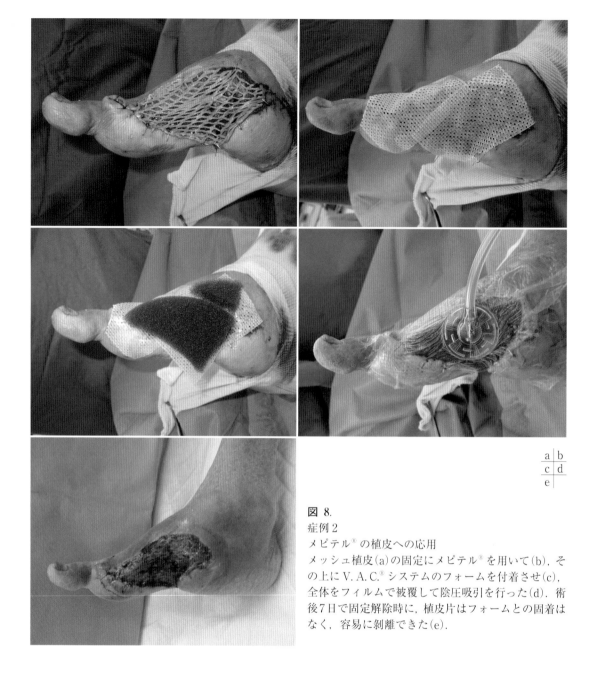

a | b
c | d
e

図 8.
症例 2
メピテル®の植皮への応用
メッシュ植皮(a)の固定にメピテル®を用いて(b)，その上にV. A. C.®システムのフォームを付着させ(c)，全体をフィルムで被覆して陰圧吸引を行った(d)．術後7日で固定解除時に，植皮片はフォームとの固着はなく，容易に剝離できた(e)．

液が少ない部分では直接メピレックス®ボーダーを貼付してタイオーバー固定の代用とすることもある[10]．この際には固定の補強の目的でボーダー部分と皮膚をステイプルで固定することもある．ステイプルを用いた固定を行うと，ステイプルを除去するまではドレッシング材が剝脱することはなく，簡便で有用な固定法と考えられる．

また，植皮後にタイオーバー固定を除去した直後からは，植皮片のずれ防止と創部の保護の目的でメピレックス®ボーダーを使用することが多

い[11]．特にメッシュ植皮の場合は，メッシュ間の上皮化までに使用すると，剝離時に上皮化した直後の脆弱な皮膚が剝離することなく，疼痛も少ないために有用と考えられる．

症例2：65歳，男性．左足糖尿病性壊死および壊死性筋膜炎にて第2趾〜第5趾までの中足骨部による切断(図8)

創面の被覆のために，下腹部より採取した25/1,000インチの皮膚を2倍メッシュとして植皮を行った．植皮片はステイプルにて固定後に，創

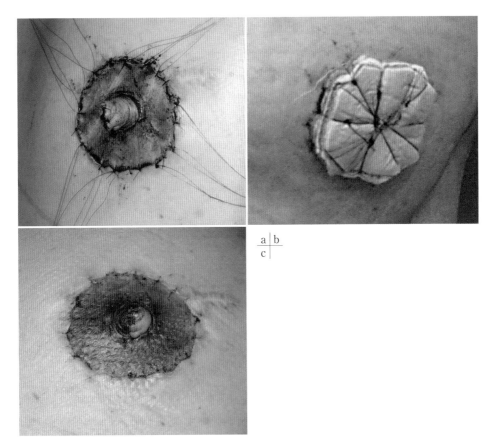

図 9. 症例3：乳暈・乳頭形成
乳頭への圧迫を避けて，乳暈の植皮のタイオーバー固定を行うため，穴をあけたメピ
レックス® ボーダーを重ねて使用した(b)．植皮の生着は良好であった(c)．

面全体よりやや大きくメピテル® を貼付した．創
面に合わせて V. A. C.® システムのフォームを成
形し，メピテル® の表面に付着させた．その上か
らドレープを貼付して−100 mmHg の連続モード
で陰圧をかけて吸引し，植皮片を固定した．術後
7 日目に NPWT を終了してフォームを除去した
が，植皮片はフォームと固着することなく容易に
剝がすことが可能であった．そのため，植皮は全
生着し，剝離時にメッシュ間の上皮化していない
創面からの出血もほとんどなかった．

　症例3：49 歳，女性．DIEP 皮弁移植による乳
房再建術後の乳暈・乳頭形成(図 9)
　乳頭はスケート皮弁にて作成し，乳暈には外陰
部からの25/1,000 インチの分層植皮を行った．タ
イオーバー固定に際して，綿花の代わりにメピ
レックス® ボーダー Ag を用いた．ボーダー部分

を切除して，ドレッシング材は乳暈よりやや大き
めの八角形に形成し，その中央は乳頭よりやや大
き目に円形にくり抜いたものを 2 枚作成した．2
枚を重ねて乳暈の植皮に貼り付けて，ナイロン糸
でタイオーバー固定をした．メピレックス® ボー
ダーを用いた理由は，滲出液の吸収がよい点とと
もに，セーフタック® テクノロジーで植皮片と固
着しにくく，タイオーバー除去時に植皮の剝脱が
少ないことを考慮した．また，ドレッシング材自
体の固さがあり，2 枚重ねにすることで高さを保
つことができ，乳頭を圧迫せず，簡便にタイオー
バー固定が可能である点を重視した．実際にタイ
オーバー固定は 7 日目に除去したが，乳暈部分の
植皮は完全生着し，乳頭の形状も維持することが
できた．

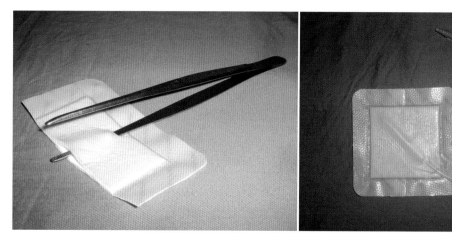

図 10. メピレックス® ボーダーを用いた代用 NPWT システム
メピレックス® ボーダーの保水層に隙間を作成し(a)，そこに背面フィルムに開けた小孔から吸引チューブを挿入して，フィルムなどで固定する(b)．

a|b

3．NPWT の代用

　本邦で認可されている NPWT 装置を使用した局所陰圧閉鎖処置の保険適用期間は 3 週間で，最長でも 4 週間と規定されている．しかし，NPWTを 4 週間使用した後に，さらに使用を継続した方が治療には有効な場合もある．このような場合に，筆者はドレッシング材としてメピレックス®ボーダーを用いて NPWT を継続している．陰圧吸引は，ベッドサイドの壁面に設置されている吸引装置と連結し，70〜125 mmHg の圧で行う．間欠的な吸引を行う場合には，電動式低圧吸引器を用いることもある．このシステムについては以前に報告しているが，メピレックス® ボーダーが多層性であることが使用する大きな要因である[12]．本材の保水層は粗な繊維で結合しているため，隙間が作成しやすい．そこに背面フィルムに作成した小孔から，吸引チューブを容易に挿入することが可能である(図 10)．また，先にも述べたようにソフトシリコン粘着剤は密閉性に優れていて，吸引を行っても空気の漏れはないこともメピレックス® ボーダーを使用する理由である．

　他方，感染が懸念され，潰瘍と健常組織の間の深さの差がない症例では，市販の NPWT 装置のフォームを用いると，かえって潰瘍に圧が加わり毛細血管が圧迫されて，壊死が進行する可能性がある．また，市販の NPWT のフォームは抗菌作

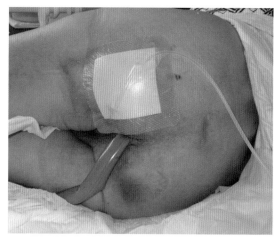

図 11. 症例 4：坐骨部褥瘡に対する代用 NPWT
メピレックス® ボーダーを用いた代用 NPWT ドレッシングと壁吸引装置を用いて陰圧吸引を行った．

用がないため，感染が懸念される創傷には使用は禁忌である．このような場合に，筆者はフォームの代わりにメピレックス® ボーダーを用いて潰瘍全体を被覆し，その背面のフィルムに NPWT 装置の吸引用ポートに相当する穴をあけて，直接ポートを装着して陰圧吸引を行っている．

　症例 4：64 歳，男性．左坐骨部の褥瘡再発(図11)

　脊椎損傷で車いすでの生活を行っていた．右坐骨部はすでに大殿筋皮弁による再建手術を受けていた．坐骨部にポケットを有する褥瘡が再発した．4 週間は市販の NPWT 装置を用いて局所陰圧

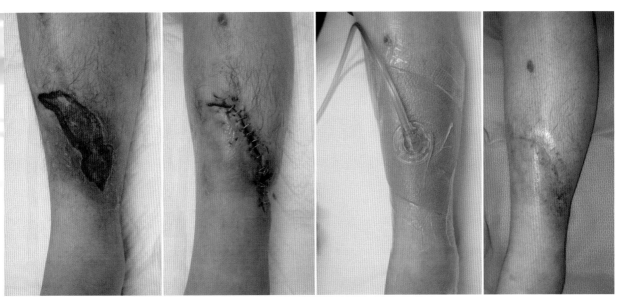

a|b|c|d

図 12. 症例 5：メピレックス® ボーダー Ag と V. A. C.® システムを用いた NPWT
創を疎に縫合した後に(a, b)，メピレックス® ボーダーを貼付して，その上に直接 V. A. C.®
システムのポートを装着して NPWT を行った(c, d).

閉鎖処置を行ったが，完全には閉鎖しなかった．
しかし，ポケットは縮小し，感染の合併もなかっ
たため，局所陰圧閉鎖処置の継続を行うこととし
て，メピレックス® ボーダーを用いた NPWT を
行った．メピレックス® ボーダーと連結した
チューブをベッドサイドの壁面に設置されている
吸引装置と連結し，約 120 mmHg の圧で陰圧吸引
を行った．

　症例 5：74 歳，男性．左下腿外傷性潰瘍(図 12)
　交通事故にて左下腿脛骨前面に潰瘍を形成し
た．デブリードマン後シューレース法を行い，18
日後に皮膚がほぼ縫合可能となった時点で，ステ
イプルを用いて創を疎に縫合した．皮下にポケッ
トが形成されたが，脛骨前面であり，NPWT の厚
いフォームによる圧が加わると，かえって同部に
褥瘡が生じることが懸念された．そのため，感染
の予防という点も考えて前述のようにメピレック
ス® ボーダー Ag を用いて創全体を被覆した．そ
の後，背面のポリウレタンフィルムに穴をあけ
て，V. A. C.® システム(KCI 社製)の吸引ポートを
つけて NPWT を行った．術後 14 日でポケットは
ほぼ閉鎖し，ステイプルを除去した．縫合後約 1
か月で完全に上皮化した．

まとめ

　メピレックス®，メピレックス® ボーダーなどの
ソフトシリコン・ドレッシング材について，若干
の工夫とその使用経験を述べた．

参考文献

1) Dykes, P. J., et al.：Effects of adhesive dressings
　on the stratum corneum of the skin. J Wound
　Care. 10：7-10, 2001.
2) White R.：Evidence for atraumatic soft silicone
　wound dressing use. Wounds UK. 1：104-109,
　2005.
　Summary　ソフトシリコン・ドレッシング材の
　交換時の疼痛軽減と組織損傷を軽減について述
　べている．
3) Franks, P. J., Moffatt, C. J.：Quality of life issues
　in patients with wounds. Wounds. 10(Suppl E)：
　1E-9E, 1998.
　Summary　創傷患者の QOL にとって，疼痛の軽
　減は重要な問題であると述べた初期の文献．
4) Puntillo, K. A., et al.：Patients' perceptions and
　responses to procedural pain：results from the
　Thunder Project II. Am J Crit Care. 10：238-
　251, 2000.
5) Noonan, L., Burge, S. M.：Venous leg ulcers：is

pain a problem? Phlebology. **13**：14-19, 1998.

6）Vingoe, F. J.：Anxiety and pain：terrible twins or supportive siblings? Psychology, Pain and Anaesthesia. Gibson, H. B. ed. 282-307, Chapman and Hall, New York, 1994.
Summary　創傷処置時に予想以上の痛みを感じた患者は，看護に対する信頼が薄れ，創部交換に対して不安を持つと述べている重要な文献.

7）Naylor, W.：Assessment and management of pain in fungating wounds. Br J Nurs. **10**（Supple）：S52-S53, 2001.

8）Meaume, S.：A study of compare a new self-adherent soft-silicone dressing with a self-adherent polymer dressing in stage Ⅱ pressure ulcers. Ostomy Wound Management. **49**：44-51, 2003.
Summary　ソフトシリコン・ドレッシング材は創縁をシーリングして，創周囲の浸軟を防ぐことを述べている.

9）メンリッケヘルスケア株式会社：メピレックス Ag 添付文書. 第 4 版，2022.
Summary　メピレックス® Ag 使用の注意事項が記載されている.

10）水守絵里ほか：植皮の固定における自着性ソフトシリコンドレッシングの使用経験. 皮膚臨床. **54**：837-840，2012.
Summary　植皮の固定にメピレックス® ボーダーを使用した経験を述べた論文である.

11）黒川正人ほか：植皮に対するメピレックス™ボーダーの使用経験. 医学と薬学. **62**：349-352, 2009.
Summary　植皮後の保護にメピレックス® ボーダーを使用した経験について述べた論文である.

12）黒川正人ほか：メピレックス™ボーダーを使用した陰圧閉鎖療法. 医学と薬学. **64**：607-611, 2010.
Summary　メピレックス® ボーダーを用いた NPWT 装置の作成と使用方法について述べている.

PEPARS　No.211：27-35，2024

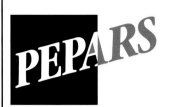

◆特集／まずこの1冊！新しい創傷治療材料を使いこなす

ペルナック G プラス® と Integra® Dermal Regeneration Template Single Layer(Thin)

小野　真平*

Key Words：人工真皮(artificial dermis)，トラフェルミン(trafermin)，ペルナック G プラス®(Pelnac G Plus®)，単層タイプ(single layer)

Abstract　　人工真皮は，深層のコラーゲンスポンジと表層のシリコーンフィルムからなる2層構造をしている．人工真皮は真皮様肉芽の構築に時間がかかり，血流のない異物であるために感染リスクがあるという課題が指摘されていた．この課題を解決するべく，近年，人工真皮の分野でいくつかの発展が見られている．2019年には，ヒト塩基性線維芽細胞増殖因子(basic fibroblast growth factor；bFGF)を主成分とするトラフェルミンの徐放が可能なペルナック G プラス®，さらに同時植皮が可能な薄いコラーゲン層のみで構成された単層タイプ(Integra® Dermal Regeneration Template Single Layer(Thin))の販売が開始された．ペルナック G プラス® とトラフェルミンの併用は，特に骨や腱露出創に対する低侵襲な治療法として有用であり，治療期間の短縮と瘢痕の質の改善が期待される．また，単層タイプの人工真皮の使用と分層植皮の同時施行も有望な治療法として注目されているが，エビデンスの集積が今後の課題である．

はじめに

皮膚欠損に対する植皮(自家皮膚移植)は基本的な手術手技であり，形成外科の治療の根幹の1つである．自家皮膚移植では，患者自身の健康な皮膚をドナーサイトとして使用する必要があるが，広範囲の皮膚欠損を有する場合(広範囲熱傷など)には十分な植皮片を確保することが難しいこと，植皮片を採取するためのドナーサイトにも新たな傷ができることが問題点として挙げられていた．これを解決するために皮膚代替物(人工皮膚)を開発するのは自然な流れと考えられる．

この目的で，我が国では人工真皮が広く臨床応用されており，形成外科診療ガイドライン(2021年)においても，皮膚欠損創に対する人工真皮の使用は推奨されている(1B：強い推奨，中程度の根拠)[1]．なお人工皮膚ではなく人工真皮である点に注意が必要である．人工真皮は，深層のコラーゲンスポンジと表層のシリコーンフィルムからなる2層構造をしている．我が国で使用可能な人工真皮は，長らくペルナック®，テルダーミス®，インテグラ® の3種類であった．しかし近年，この人工真皮の分野でいくつかの発展が見られている．具体的には，2014年にコラーゲン使用人工皮膚として承認されたOASIS®細胞外マトリックス(凍結乾燥したブタ小腸粘膜下組織で，そこに含まれる天然の細胞外マトリックスや細胞成長因子を用いて組織再生を促進する)，2019年にはヒト塩基性線維芽細胞増殖因子(basic fibroblast growth factor；bFGF)を主成分とするフィブラスト® スプレー(一般名トラフェルミン；以下，トラフェルミン)の徐放が可能なペルナック G プラス®，さらに同時植皮が可能な薄いコラーゲン層のみで構成された単層式タイプ(インテグラ® 単

* Shimpei ONO，〒113-8603　東京都文京区千駄木 1-1-5　日本医科大学付属病院形成外科・再建外科・美容外科，准教授

表 1. 我が国で販売されている人工真皮の各製品の特長（OASIS® 細胞外マトリックスを除く）

		ペルナック® （ペルナック G プラス®）	テルダーミス®	インテグラ®
製　造		グンゼ株式会社	株式会社ジーシー （2023 年 7 月にオリンパステルモバイオマテリアル株式会社から変更）	インテグラライフサイエンス社
販　売		グンゼメディカル株式会社	アルケア株式会社	センチュリーメディカル株式会社
保険適用		熱傷Ⅲ度，外傷性皮膚欠損，腫瘍・母斑切除後の皮膚欠損，皮弁採取部　など	熱傷，外傷，手術創および口蓋裂手術創などの重度の皮膚・粘膜欠損修復	深達性Ⅱ度およびⅢ度熱傷，外傷性皮膚欠損，腫瘍・母斑切除後の皮膚欠損，皮弁採取部　など
製品形態		凍結乾燥	凍結乾燥	緩衝液浸漬
シリコーン層	厚さ（μm）	150	60〜100	230
コラーゲン層	由来	ブタ腱由来アテロコラーゲン （G プラスはアルカリ処理ゼラチン）	ウシ真皮由来アテロコラーゲン	ウシ腱由来不溶性コラーゲン
	グリコサミノグリカン	添加せず	添加せず	添加
	架橋	熱架橋＋化学架橋*	熱架橋	化学架橋*
	質感	スポンジ状	スポンジ状	ジェル状
	厚さ（mm）	3	5	2
	孔の大きさ（μm）	70〜110	100〜300	70〜200
	真皮再構築の目安	薄い赤色	薄い赤色	バニラ色
単層タイプの有無		＋	＋	＋

*化学架橋はグルタルアルデヒドによる

層タイプ）の販売が開始された．本稿では，人工真皮の総論（歴史，構造，機序）と，人工真皮におけるペルナック G プラス®とインテグラ®単層タイプの立ち位置に関して解説する．なお OASIS® 細胞外マトリックスは，人工真皮のカテゴリーに属しているが，足場材料として自家組織に置き換わることを目的としていない点で，他の人工真皮と異なっており，その詳細に関しては次稿に譲る．

人工真皮の開発の歴史

　皮膚は表皮，真皮，皮膚付属器から構成される．表皮は豊富な細胞からなるが，一方で真皮には細胞がほとんど存在しない．また，真皮は再生せず，表皮を再生させる母床として機能することがわかっている．人工真皮は，1980 年に米国で Yannas と Burke らにより開発された[2]．現在はインテグラ®として世界中で広く使用されている．インテ

グラ®は早々に開発されていたにもかかわらず，我が国への導入は大きく遅れ，2009 年にようやく薬事承認を受け，センチュリーメディカル社が米国から輸入し販売を行っている．一方で，我が国では 1993 年にテルモ社（日本）からテルダーミス®[3]が，1996 年にグンゼ社（日本）からペルナック®[4]が開発され，臨床使用されてきた経緯がある．いずれの人工真皮も原材料や架橋構造などは異なるものの（表 1），深層のコラーゲンスポンジと表層のシリコーンフィルムから成る 2 層構造である点は共通している．このフィルムは外部からの感染を防ぎ，創傷部位を物理的に保護する．また，湿潤環境を維持し，創傷治癒を促進するための適切な環境を提供する．

　日本では 2009 年以降，上記 3 種類の人工真皮が使用されてきたが，2019 年に京都大学の森本尚樹教授らのグループが開発したペルナック®にアル

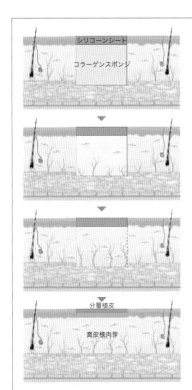

図 1. 人工真皮移植による創傷治癒のメカニズム

欠損創へ人工真皮を移植する。

移植後1週：母床および周囲から線維芽細胞と毛細血管の侵入がみられる。

移植後2〜3週：人工真皮のコラーゲンが分解吸収され、自己のコラーゲンに置換される。

移植後4週：シリコーンシートを除去し、二期的に分層植皮をする。

カリ処理ゼラチンを含有したペルナック G プラス® [5]が市場に登場した．さらに同時期にインテグラ® のコラーゲンスポンジのみで構成された単層タイプが日本で販売開始した．

人工真皮による創傷治癒メカニズムと課題

人工真皮を欠損部に貼付すると，1 週間程度でコラーゲンスポンジ層内に線維芽細胞や毛細血管が侵入してくる(図1)．貼付後 2〜3 週で，侵入した線維芽細胞と毛細血管が増殖し，線維芽細胞から産生されるコラゲナーゼにより人工真皮のコラーゲンスポンジが分解される．代わりに自己のコラーゲンが合成され置換される．この新たに構築された自己コラーゲン層のことを真皮様肉芽と呼ぶ．貼付後 3 週で真皮様肉芽が構築されたら，シリコーンフィルムを除去して 2 期的に分層植皮を行う．この際，薄めの分層植皮を用いても，先の真皮様肉芽の構築により全層植皮相当の厚さが得られるため，植皮片の二次収縮が生じづらいという利点がある．

人工真皮の課題は，① 真皮様肉芽が構築される

までに長期間(3 週)を要すること，② 人工真皮に毛細血管が侵入し増殖するまでは人工真皮自身に血流はなく，いわゆる血流のない異物であるために感染しやすいことである．

ペルナック G プラス®

1．開発の経緯

上述の人工真皮の 2 つの課題を克服するためには，血管新生を早期から促進できれば，感染することなく真皮様肉芽が短期間で構築できることになる．そこで注目されたのがトラフェルミンである．トラフェルミンは 2001 年に世界に先駆けて我が国で承認された細胞成長因子製剤であり，線維芽細胞増殖効果[6]と血管新生促進効果[7]を有する．人工真皮とトラフェルミンを併用することで真皮様肉芽の構築が促進されることはすでに報告されていた[8]．つまり，トラフェルミンを併用することで，コラーゲンスポンジ層への線維芽細胞や毛細血管の侵入が早期から生じ，血流が増加することで早期に真皮様肉芽が構築されるのと同時に，感染のコントロールにもつながるという考え方である．

京都大学のウイルス・再生医科学研究所の田畑泰彦教授らの研究グループは，トラフェルミンがアルカリ処理ゼラチンに静電気的に吸着され，ゼラチンが分解される過程で数日から1週間程度かけて徐放させることが可能であること，皮膚以外の様々な組織で組織再生が促進されることを報告していた[9)10)]．同じく京都大学の森本尚樹教授らのグループは，既存の人工真皮のコラーゲンスポンジにアルカリ処理ゼラチンをコーティングすることで，トラフェルミンを徐放することが可能な新しい人工真皮が開発できるのではないかと考えた[11)]．こうして誕生したのがペルナックＧプラス®（アルカリ処理ゼラチン添加人工真皮）である．つまり，ペルナックＧプラス®はアルカリ処理ゼラチンを添加したこと以外は，従来のペルナック®と同じものである．

2．薬事上の問題点

以上より，ペルナックＧプラス®はトラフェルミンとの併用を想定して開発されたが，薬事承認が得られていないという問題がある．トラフェルミンの用法は，専用の噴霧器を用いて溶解した薬液を潰瘍面に噴霧するというものである[12)]．用量は創面1 cm²に対して1 μg以上の散布が推奨されているものの，面積あたりの最大投与量は制限されておらず，1日最大投与量が1,000 μgと定められている．したがって，まず用法の観点から人工真皮にトラフェルミンを含浸してから創面に貼付することは本来の用法から逸脱していることになる．これは本剤に限ったことではないが，いわゆる適用外使用と呼ばれ，医師の裁量の範囲内で臨床使用されてきた．つまり，添付文書に記載されていない用法や用量であっても禁忌と記載されていなければ医師の判断で使用してもよいという考えである．一方で，2016年6月の医療法施行規則の一部を改正する省令が施行され，高難度新規医療の提供や未承認医薬品の使用，また医薬品・医療機器の適応外使用について，医療施設ごとに適切に管理した上で実施することが義務化された．トラフェルミンを含浸した人工真皮を創面に貼付するという用法はリスクが低いため，申請基準に該当しない可能性があるが[11)]，理想的には，各医療施設における担当部署（高難度医療・未承認医薬品等管理室，治験審査委員会，倫理委員会など）に相談が必要と考える．実際には多くの施設で医師の裁量の範囲内で使用しているのが現状であると推察する．

3．ペルナックＧプラス®とトラフェルミン併用の実際

上記のトラフェルミン側の薬事承認上の制約により，販売元であるグンゼメディカル社はペルナックＧプラス®とトラフェルミンの併用治療に関する用法と用量の詳細を説明することができない．そのため，医療者が具体的な使用方法に関する情報を入手しづらいという事情がある．本稿では，本治療の具体的な使用方法について解説する．

まず欠損に合わせたサイズのペルナックＧプラス®を開封し，そこに溶解したトラフェルミンの溶液を散布する（図2）．図2では3Sサイズとフィブラスト®スプレー250 μgの1/2本を使用している．ペルナックＧプラス®のサイズごとのトラフェルミンの量の目安を表2にまとめた[11)]．ペルナックＧプラス®へのbFGFの至適濃度は7〜14 μg/cm²であるため，この条件を満たすように設定されている．散布後，溶液は徐々にコラーゲンスポンジに充満し，3〜5分程度でスポンジ全体に行き渡る（ペルナックＧプラス®のサイズが大きくなるに従い，含浸時間も増加する）．含浸が完了したペルナックＧプラス®は柔らかく弾性を有し，厚みも増す．その後，トラフェルミンが含浸されたペルナックＧプラス®を欠損部に縫着し，古典的タイオーバーまたは陰圧閉鎖療法（negative pressure wound therapy；NPWT）を用いて固定する．真皮様肉芽が構築されるまでの期間が2週間弱に短縮されるのが大きな特徴である（図3）[13)]．

4．アウトカム

ペルナックＧプラス®は販売開始してからまだ5年ほどしか経過していないため，臨床におけるエビデンスを集積している段階である．その中で，トラフェルミンを含浸したペルナックＧプラス®を用いた皮膚欠損再建の利点が指摘されている．まず第1に，トラフェルミンが有する線維芽細胞増殖効果と血管新生促進効果による強力な真皮様

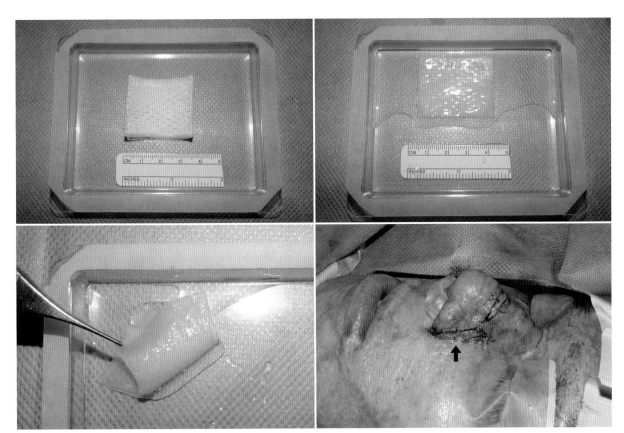

a | b
c | d

図 2. ペルナック G プラス® にフィブラスト® スプレー溶液を含浸させ，欠損に移植
　　するまでの手順

a：ペルナック G プラス® の 3S サイズ（40×30 mm）に対してフィブラスト® スプレー
　　250 μg を 1/2 本を含浸させる（詳細は表 2 を参照）．
b：ペルナック G プラス® にフィブラスト® スプレーの溶液を含浸させる．
c：3～5 分程度でスポンジ全体に含浸される．人工真皮は軟らかく弾性を有し，厚み
　　も増す．
d：欠損に貼付し（黒矢印），古典的タイオーバーをする．

表 2. トラフェルミン標準散布濃度（10 μg/cm²）対応表

ペルナック G プラス® のサイズ(mm)		トラフェルミン用量(μg)	フィブラスト® スプレー本数	溶解液量(mL)
3S	40×30	125	250 μg：0.5 本	1.25
SS	40×60	250	250 μg：1 本	2.5
S	82×60	500	250 μg：2 本 （500 μg：1 本）	5.0
M	82×90	750	250 μg：3 本	7.5
L	82×120	1,000	250 μg：4 本 （500 μg：2 本）	10
LL	120×240	トラフェルミンの 1 日最大投与量 1,000 μg を超えるため使用不可		
3L	200×240			

*広範囲症例に対して使用する場合は，トラフェルミンの用量を上記の半分にし，5 μg/cm² とする

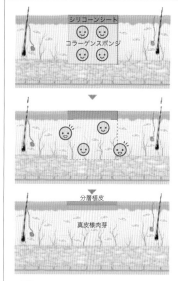

シリコーンシート
コラーゲンスポンジ

欠損創へトラフェルミン含浸ペルナックGプラス®を移植する。

移植後数日〜1週：母床および周囲から線維芽細胞と毛細血管の侵入と増殖がみられる。人工真皮のコラーゲンスポンジが分解されると、トラフェルミンが徐放される。

分層植皮
真皮様肉芽

移植後2週：真皮様肉芽が構築される。シリコンシートを除去し、二期的に分層植皮をする。

 徐放前のトラフェルミン　　 徐放後のトラフェルミン

図 3. トラフェルミン含浸ペルナックGプラス®による創傷治癒のメカニズム

肉芽組織の構築による骨や腱露出創への有用性である[14]〜[17]．これにより，従来は遊離皮弁に代表される高侵襲の手術が必要であった症例の一部が，ペルナックGプラス®を用いた低侵襲な術式で治療することが可能となった．もう1つの利点は，トラフェルミンを含浸したペルナックGプラス®で治療した症例の多くで，真皮様肉芽の構築が2週間以内で完了しており[13]，1週間程度の治療期間の短縮が可能な点である．さらに，トラフェルミンは創傷治癒促進効果だけでなく上皮化後の瘢痕の質を改善し，肥厚性瘢痕や瘢痕拘縮の発症を予防することが報告されている[18]．症例報告としては，四肢の腱露出[14]〜[16]，骨が露出した指切断端[16]，骨性合指の分離断面[17]，保存治療抵抗性の慢性潰瘍[19]などに応用され，良好な治療成績を得ている．また，トラフェルミンを含浸したペルナックGプラス®とNPWTとの併用の有用性も報告されている[15]．

人工真皮の単層タイプ

1．人工真皮の単層タイプの構造と使用法

2024年現在，ペルナック®，ペルナックGプラス®，テルダーミス®，インテグラ®のいずれも単層タイプの人工真皮が使用可能である．本稿で

は，日本で最初に単層タイプの販売を開始し，筆者の使用経験が豊富な Integra® Dermal Regeneration Template Single Layer（Thin）（以下，IDRT SL Thin）を中心に解説する．通常のインテグラ®は2層構造だが，IDRT SL Thin は，コラーゲンスポンジ層のみの単層構造である．2層タイプのコラーゲンスポンジ層が0.8 mmなのに対して，単層タイプではその半分の0.4 mmである（図4）．単層タイプはシリコーンフィルムがないため，単独で使用する場合は，エスアイエイド®・メッシュに代表されるシリコン系被覆材を単層タイプの上に貼付した上，古典的タイオーバーをするかNPWTを併用して湿潤環境を保つことが望ましい．単層タイプは，シリコーンフィルムがないという特性から，陥凹部に充填することで形態を整える目的で使用することが可能である[20]．また，創面に単層タイプを貼付した上に分層植皮を移植する同時植皮の有用性が報告されている（図5，表3）[21]〜[28]．

2．同時植皮（人工真皮の単層タイプ＋分層植皮）

前述の人工真皮の課題の1つである真皮様肉芽が構築されるまでに長期間を要するという問題点を解決するために，同時植皮が考案された．人工真皮の単層タイプと分層植皮片を同時に移植することで，真皮様肉芽の構築を待つ必要がなくなる

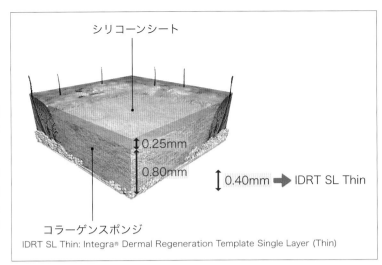

図 4.
人工真皮単層タイプ(Integra® Dermal Regeneration Template Single Layer (Thin))の構造
通常のインテグラ® は 2 層構造だが，IDRT SL Thin は，コラーゲンスポンジ層のみの単層構造である．2 層タイプのコラーゲンスポンジ層が 0.8 mm なのに対して，単層タイプではその半分の0.4 mm である．

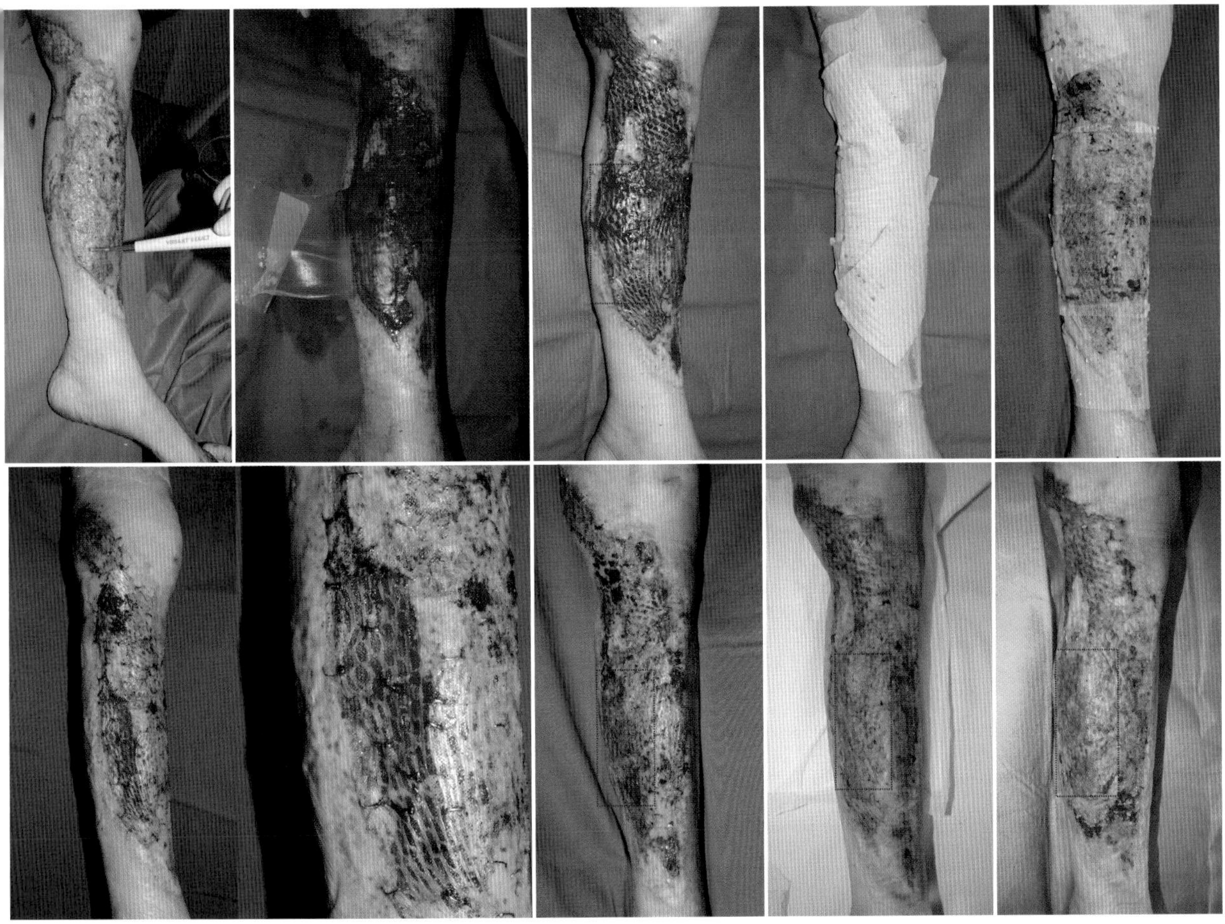

シリコーンシート
0.25mm
0.80mm
0.40mm ➡ IDRT SL Thin
コラーゲンスポンジ
IDRT SL Thin: Integra® Dermal Regeneration Template Single Layer (Thin)

a	b	c	d	e
f	g	h	i	

図 5. 下腿の熱傷潰瘍に同時植皮(人工真皮の単層タイプ＋分層植皮)をした 76 歳，女性

a：Versajet™を用いて潰瘍面をデブリードマンした．

b：Integra® Dermal Regeneration Template Single Layer(Thin)を潰瘍面の一部に貼付した．

c：その上から 0.008 inch の網状分層植皮で被覆した．

d：エスアイエイド®・メッシュ，アクアセル® Ag アドバンテージ，包帯の順で固定した．

e：術後 4 日目で表層のアクアセル® Ag アドバンテージを交換した．

f：術後 1 週で網状植皮の生着を確認した．網状植皮の間隙はまだ上皮化していない．

g：術後 2 週で網状植皮の間隙の上皮化を確認した．

h：術後 4 週で同時植皮部は周囲よりもやや肥厚している．

i：術後 5 週でリハビリテーションを強化したところ，服との摩擦で分層植皮単独部にびらんの再発を認めたが，同時植皮部は損傷を受けなかった．

表 3.

著者 (年)	疾患・症例数	手　技	アウトカム	考察など
Koenen W (2011)[21]	顔の悪性腫瘍切除後 ・9 例	• Thin＋STSG(0.2〜0.3 mm のシート状) • 5 日目に初回のドレッシング交換	• 1 例で 30％の植皮片の脱落を認めた • 二次収縮は 61±4％	• 合併症を有する高齢者の深い創傷によい適応
Kosutic D (2012)[22]	頭部のⅢ度熱傷による骨露出・1 例	• Thin＋STSG(網状) • NPWT で 1 週間固定	• 術後 1 週の時点で viable, 術後 2〜3 週の間で完全な生着を確認した	
Demiri E (2013)[23]	上肢の皮膚剥脱創・8 例	• Thin＋STSG(シート状で 0.006〜0.008 inch) • 1 週間でタイオーバーを解除 • 1 例で 2 期的に行った	• 植皮の生着率は 95〜98％ • 良質な瘢痕：平均 VSS 1.875	
Bocchiotti MA (2017)[24]	右側頭部の日光角化症・1 例	• 筋弁の上に Thin＋STSG(シート状) • 5 日目に初回のドレッシング交換	• ほぼ 100％生着	
Dantzer E (2018)[25]	様々な部位(頭, 顔, 上肢)と病態(感染, 熱傷, 外傷)・5 例	• Thin＋STSG(シート状)		• インテグラ単層タイプに切れ込みを入れることで生着率が向上した.
Gaviria JL (2018)[26]	頚部のⅡorⅢ度の熱傷 or 熱傷瘢痕・9 例	• Thin＋STSG(シート状で 0.010 inch) • 5 日目でタイオーバーを解除 • 血腫, 水疱, 生着不良部を処置時に処理した	• 感染は認めなかった • 術後 2 か月の時点で植皮部の色調は良好, 拘縮, 機能障害は認めなかった • 1 例で 5 cm²の植皮片の脱落を認めた	• 分層植皮と比較して二次収縮や瘢痕拘縮が少ない • 整容的にも acceptable であった
Lee KI (2024)[27]	下腿の開放骨折(Gustillo 3B)・1 例	• Thin＋STSG(シート状で 0.006 inch) • NPWT で固定	• 生着不良な 9.47 cm²に追加植皮を行い, 2 か月で上皮化を得た	
Suarez-Cañon (2024)[28]	顔のⅢ度熱傷・1 例	• Thin＋STSG(シート状) • 5 日目でタイオーバーを解除	• 合併症なく生着した	

Thin：Integra® Dermal Regeneration Template Single Layer(Thin), STSG：split-thickness skin graft,
NPWT：negative pressure wound therapy, VSS：Vancouver Scar Scale

ため, 治療期間を 4 週から 2 週程度に短縮することが可能である. また, 単層タイプが介在することで最終的な皮膚の厚さが確保されるため, 分層植皮単独と比較した場合, 瘢痕の質が高く 2 次収縮しづらいとする報告が多い[26]. 同時植皮の報告はまだ少なく, エビデンスは確立していない. 今後の研究が望まれる分野である.

まとめ

人工真皮の基本構造は, 深層のコラーゲンスポンジと表層のシリコーンフィルムからなる 2 層構造であるが, 感染リスクや治療期間の長さが課題であった. 近年, トラフェルミン徐放のペルナック G プラス®や, 薄いコラーゲン層のみの単層タイプが開発され, 治療期間の短縮や瘢痕の改善が期待される. エビデンスの集積が今後の課題である.

参考文献
1) 日本形成外科学会：第Ⅰ編 急性創傷診療ガイドライン. 3 章 皮膚欠損創, 剥脱創. 1 診断. CQ17. 形成外科診療ガイドライン 3 2021 年版 第 2 版〜創傷疾患. pp. 26-27, 金原出版, 2021.
2) Yannas, I. V., Burke, J. F.：Design of an artificial skin. I. Basic design principles. J Biomed Mater Res. 14：65-81, 1980.
3) Osaki, K., et al.：A new trilayer artificial skin composed of collagen matrix. Jpn J Artif Organs. 18：151-154, 1989.
4) Suzuki, S., et al.：Clinical evaluation of a new bilayer "artificial skin" composed of collagen sponge and silicone layer. Br J Plast Surg. 43：47-54, 1990.
5) Morimoto, N., et al.：Novel collagen/gelatin scaffold with sustained release of basic fibroblast growth factor：clinical trial for chronic skin ulcers. Tissue Eng. 19：1931-1940, 2013.

6) Ono, I. : The effects of basic fibroblast growth factor(bFGF)on the breaking strength of acute incisional wounds. J Dermatol Sci. **29** : 104-113, 2002.

7) Tanaka, E., et al. : Mechanism of acceleration of wound healing by basic fibroblast growth factor in genetically diabetic mice. Biol Pharm Bull. **19** : 1141-1148, 1996.

8) Ito, K., et al. : Reconstruction of the soft tissue of a deep diabetic foot wound with artificial dermis and recombinant basic fibroblast growth factor. Plast Reconstr Surg. **115** : 567-572, 2005.

9) Furuya, H., et al. : Bone regeneration for murine femur fracture by gelatin hydrogels incorporating basic fibroblast growth factor with different release profiles. Tissue Eng. **20** : 1531-1541, 2014.

10) Hagiwara, K., et al. : Promotion of muscle regeneration by myoblast transplantation combined with the controlled and sustained release of bFGFcpr. J Tissue Eng Regen Med. **10** : 325-333, 2016.

11) 森本尚樹編：創傷治療の現状と人工真皮のブレイクスルー．メディカルレビュー社，2021.

12) Pharmaceuticals and Medical Devices Agency (PMDA).(n.d.). Package insert for Fiblast Spray.
https://www.info.pmda.go.jp/go/pack/2699710 R1028_1_12/?view=frame&style=XML&lang=ja

13) Sugimoto, R., et al. : Two-stage skin grafting using a basic fibroblast growth factor-impregnated artificial dermis. Regen Ther. **21** : 258-262, 2022.

14) Ikeda, M., et al. : Two refractory cases of ulcer with Achilles tendon exposure treated with bFGF inserted into Pelnac-Gplus® following negative pressure wound therapy. Int J Surg Wound Care. **3** : 1-4, 2022.

15) 松田由佳利ほか：腱露出を伴う全層皮膚欠損創に対してペルナックＧプラスとNPWTを併用した症例．創傷．**13**：60-63，2022.

16) 松峯　元：【新規創傷治療材料をいかに活かすか】ペルナックＧプラス®．形成外科．**65**：1152-1157，2022.

17) 片岡和哉：骨性合指症分離後の骨断面への植皮にアルカリ処理ゼラチン含有コラーゲン使用人工皮膚を用いた治療経験．日手会誌．**38**：736-739，2022.

18) Hayashida, K., Akita, S. : Quality of pediatric second-degree burn wound scars following the application of basic fibroblast growth factor : results of a randomized, controlled pilot study. Ostomy Wound Manage. **58** : 32-36, 2012.

19) 河合勝也ほか：bFGFを含浸したペルナックＧプラスの慢性皮膚潰瘍に対する創傷治癒効果．創傷．**11**：24-30，2020.

20) Delgado-Miguel, C., et al. : The use of acellular dermal matrix(Integra Single Layer)for the correction of malformative chest wall deformities : first case series reported. Surg J. **8** : e187-e191, 2022.

21) Koenen, W., et al. : One-stage reconstruction of deep facial defects with a single layer dermal regeneration template. J Eur Acad Dermatol Venereol. **25** : 788-793, 2011.

22) Kosutic, D., et al. : Single-layer Integra for one-stage reconstruction of scalp defects with exposed bone following full-thickness burn injury : a novel technique. Burns. **38** : 143-145, 2012.

23) Demiri, E., et al. : Reconstruction of skin avulsion injuries of the upper extremity with integra® dermal regeneration template and skin grafts in a single-stage procedure. Arch Orthop Trauma Surg. **133** : 1521-1526, 2013.

24) Bocchiotti, M. A., et al. : Use of the sternocleidomastoid flap in association with a dermal regeneration template and a skin graft in the temporal region reconstruction. Innov Surg Sci. **2** : 27-31, 2017.

25) Dantzer, E., et al. : Using Integra Dermal Regeneration Template Single Layer Thin in practice. Wound Int. **9** : 71-75, 2018.

26) Gaviria, J. L, Gómez-Ortega, V. : One-stage reconstruction of neck burns with single-layer dermal matrix. Plast Aesthet Res. **5** : 35, 2018.

27) Lee, K. I., Lin, Y. N. : One-stage reconstruction of extensive exposed tibia on malnourished patient using single-layer Integra and amino acid supplements : A case report and literature review. Medicine(Baltimore). **103**(5) : e37098, 2024.

28) Suarez-Cañon, N., et al. : Monolayer acellular dermal matrix for reconstruction of face burn : A case report. JPRAS Open. **39** : 307-312, 2024.

───── がん治療に伴う外見ケアの実践書 ─────

待望の改訂！

臨床で活かす

がん患者の
アピアランスケア
改訂2版

編集

目白大学看護学部看護学科
野澤桂子

国立がん研究センター中央病院アピアランス支援センター
藤間勝子

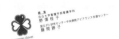
臨床で活かす
がん患者の
アピアランスケア
改訂2版

編集
目白大学看護学部看護学科
野澤桂子
国立がん研究センター中央病院アピアランス支援センター
藤間勝子

orange clover

南山堂

- B5判 294頁
- 定価3,960円（本体3,600円＋税10％）
- ISBN 978-4-525-42162-5
- 2024年3月発行

がん治療は，脱毛や皮膚障害，爪の変化，瘢痕などさまざまな外見の変化をもたらす．本書では，これらの外見に関するケア（アピアランスケア）について，がん治療に関する基礎知識，各症状の病態やそれに対する治療・ケア・カモフラージュ方法，事例をもとにしたケアの実際などについて解説．初版からアップデートし，最新のガイドラインやエビデンスを多数盛り込んだ改訂版．

主な内容

詳しくはWebで

9784525421625

 南山堂　〒113-0034 東京都文京区湯島4-1-11
TEL 03-5689-7855 FAX 03-5689-7857（営業）

URL　https://www.nanzando.com
E-mail　eigyo_bu@nanzando.com

PEPARS No.211：37-45, 2024

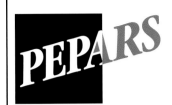

◆特集／まずこの1冊！新しい創傷治療材料を使いこなす

OASIS® 細胞外マトリックス

緒方英之[*1]　三川信之[*2]

Key Words：細胞外マトリックス(extracellular matrix)，ブタ小腸粘膜下組織(small intestinal submucosa)，生体材料(biomaterials)，創傷治癒(wound healing)，慢性創傷(chronic wound)

Abstract　OASIS® 細胞外マトリックス(Cook Biotech Inc. IL USA；以下，OASIS®)は，ブタの小腸粘膜下組織(Small Intestinal Submucosa；以下，SIS)を原料とする，潰瘍治療を目的とした比較的新しい医療材料である．OASIS® は SIS 本来の構造と成分が生理活性を失うことなく維持されるように製造されている．そのため，生体内と同様の組成を持った細胞外基質で構成されており，創傷治癒において優れた細胞侵入の足場となる．また，含有される複数種類の成長因子が，足場となる細胞外基質や侵入した細胞と相互作用をもたらし，創傷治癒を促進させる．既存の人工真皮にはなかったこのような特徴により，難治性の慢性創傷や術後の皮膚欠損創などの治療を目的として使用されてきている．本稿では，OASIS® の特徴や適応，使用方法について自験例に文献的考察を加えて解説する．

はじめに

小腸粘膜下組織(small intestinal submucosa；以下，SIS)は人工血管に適した生物学的材料を模索していく中で発見された[1)2)]．初期には小腸の全層を使用し移植材料として研究されていたが，最も適していたのが粘膜層と筋層を取り除いた粘膜下層のみで構成されたものであった．OASIS® 細胞外マトリックス(Cook Biotech Inc. IL USA；以下，OASIS®)は SIS を天然組成のマトリックス分子を保持し生体との反応性を維持するような工程を通して処理をした医療材料である[3)]．医療用

品としての分類はコラーゲン使用人工真皮となっているが，このような既存の人工真皮とは異なる生体材料としての特徴を備えているため，よりアクティブな創傷治癒促進効果をもつ医療材料として期待されている．本邦では2017年に販売開始されたばかりの比較的新しい製品ではあるが，海外ではすでに20年以上の使用実績があり，慢性創傷に対する有効性は数多く報告されている．我々はこれまで様々な種類の治癒に抵抗する問題を抱えている創傷に対し，積極的に OASIS® を使用し，比較的良好な結果が得られている．2020年にも本誌にて「人工真皮 OASIS® 細胞外マトリックスの使い方」として寄稿させていただいた[4)]．基本的な使用方法に大きな変化はないが，使用経験を重ねていく中で，いくつかの新しい知見があったため，現在の我々の OASIS® の使用についての考えや，OASIS® に関する最近の報告を加えて述べる．

*1 Hideyuki OGATA, 〒285-8741　佐倉市下志津564-1　東邦大学医療センター佐倉病院形成外科，助教
*2 Nobuyuki MITSUKAWA, 千葉大学形成外科，教授

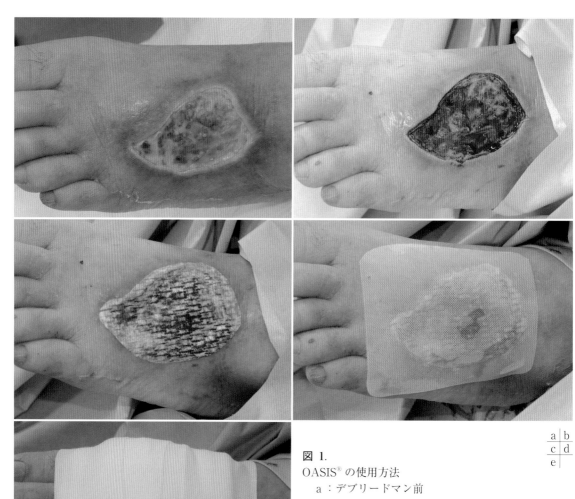

図 1.
OASIS® の使用方法
  a：デブリードマン前
  b：十分なデブリードマンを行う.
  c：OASIS® を貼付し生食などで湿潤させて
    創面に密着させる.
  d：非固着性のドレッシング材で被覆する.
  e：軟膏などで適切な湿潤環境を作り，ガー
    ゼ，テープを用いて圧迫固定する.
（文献 4 より転載）

	a	b
	c	d
	e	

OASIS® の形状・構造（図 1）

OASIS® はブタの SIS を原材料とし，生体内の細胞外マトリックス（extracellular matrix；以下，ECM）と同様の 3 次元的構造を保持したまま脱細胞化，消毒，凍結乾燥，滅菌といったプロセスを経て，製品化されている[5]．正方形あるいは長方形の薄いシート状で，単層タイプと 2 層タイプがあり，それぞれにドレナージ目的の切れ込みが入った有窓タイプとさらに細かい多数の切れ込みを有

するメッシュタイプがある．2 層タイプであっても厚さが 0.2 mm 以下であり，他の人工真皮よりも大幅に薄い．この薄さと生体反応性の高さにより生着は比較的早い．また，他の製品で用いられるシリコンシートは付着していないため，後述するように直接 OASIS® 上にドレッシングをする必要がある．

OASIS® を構成するマトリックス分子には I 型，III 型，IV 型，V 型コラーゲン，グリコサミノグリカン（ヒアルロン酸，コンドロイチン硫酸 A

および B, ヘパリン, ヘパラン硫酸), 糖タンパク (フィブロネクチン), 成長因子(fibroblast growth factor-2；FGF-2, transforming growth factor-β；TGF-β)などが含まれており[6)~9)], これらは生理的活性を維持したまま存在している. 創傷治癒は ECM とそこに存在する細胞が直接的に, あるいは成長因子やサイトカインなどを介してダイナミックな相互作用を行うことで進行する[10)11)]. OASIS® は生体内と同様の構造と組成を保持しているため, 接着した細胞の創傷治癒に向けた適切な増殖と発達を促進させると考えられる.

OASIS® の使用方法

1. 創部の清浄化

OASIS® は生体反応性の高さとその薄さから, 他の一般的な人工真皮と比して生着が早く, それゆえに感染に強いとも言える. しかし創面に壊死組織や細菌が遺残している場合には生着が阻害され, 脱落の原因となる. 事前に十分なデブリードマンと洗浄を行い, 創傷表面全体が血流のある組織で覆われていることを確認し, 適切な清潔操作で貼付する.

2. OASIS® の貼付方法

OASIS® は表裏で表面の性状がやや異なる. 表面をよく観察すると滑らかな面と凹凸のある面があるので, 凹凸のある方を創傷側にして貼付する. 大きさは辺縁から数 mm 外側に出る程度に調整した方が安定しやすい. その後, 生理食塩水などを使用してシートを湿潤させ, 湿潤させたガーゼで軽く圧迫する. OASIS® は非常に薄いシートであり, 湿潤させるとさらに柔軟になるため, 創傷表面の多少の凹凸に対しても良好に密着させることができる. また, 我々はさらなる創傷治癒促進効果を期待して, b-FGF 製剤(フィブラスト® スプレー：科研製薬, 日本)を創面に噴霧し湿潤させた上で使用することもある.

3. OASIS® の固定方法(図 1)

OASIS® の貼付後, コンタクトレイヤーとして非固着性のドレッシング材で全体を被覆する. さらに創傷からの浸出液量に応じた適切な外用薬の塗布やドレッシング材の使用により, 適切な湿潤環境を保ち, 創傷表面からのズレや浮きが生じないように包帯やテープを使用して軽く圧迫した状態で固定する. 我々の使用経験では OASIS® は水分量の多い環境では過度に浸軟し, 生着が不良になったり, 感染を合併したりすることが多い印象を持っている. 一般的な人工真皮を貼付する場合よりもやや水分が少ない環境を維持するように, 創面からの浸出液の量に応じて外用薬やドレッシング材を選択している. また, 局所陰圧閉鎖療法 (negative pressure wound therapy；NPWT)の併用も有用である. 通常の二次ドレッシングの代わりに, NPWT を用いて創面に固定することで, 相乗効果的な創傷治癒促進作用が期待できる. 急性創傷に対する比較試験では NPWT 単独療法と比較して組織学的な炎症が減少し, 創傷治癒が促進される可能性があることが報告されている[12)13)]. また OASIS® は他の人工真皮と異なりシリコンシートが付着されていないため, 縫合によって周囲皮膚との強固な固定をすることができない. しかし, NPWT と併用することにより創面に確実に密着させて固定することが可能となる. フォームに OASIS® が固着しないように非固着性ガーゼを使用するなどの工夫が必要とはなるが, 有用なドレッシング法であると考える. 前述のように水分量が多いと良好な生着が得られないため, 洗浄機能付きの NPWT は使用しない方がよい.

4. ドレッシング交換の頻度

OASIS® は生着が早く, 条件が整った創傷環境においては 2~3 日で十分な生着が得られるため, 通常の初回ドレッシング交換は貼付後数日で行うが, 外来患者においては週 1 回程度の交換とする. ただし, 浸出液が多い創傷においては過度な湿潤環となりやすいため, 交換までの期間はより短くした方がよい. ドレッシング材に固着している場合があるので生食を用いて濡らしながら愛護的にはがす.

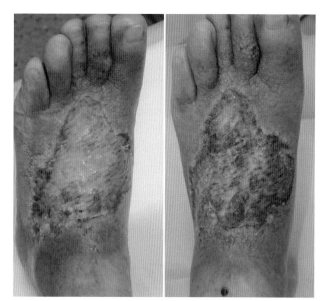

図 2. Caramelization の肉眼的所見　　　　a│b

a：静脈性潰瘍に対して貼付後 1 週目の状態.
　OASIS® は乳白色に変化（caramelization）し
　ている.
b：同症例の貼付後 3 週目の状態. 乳白色だっ
　た部位も赤い肉芽が形成されてきている.
　　　　　　　　　　　　（文献 4 より転載）

5．Caramelization について

　貼付後, 数日から 1 週間程度で OASIS® が乳白色のゲル状に変化していることがある（caramelization）（図 2）. Caramelization が生じた OASIS® は肉眼的には感染を生じた不良肉芽やいわゆるスラフのように見えるが, やがて正常な肉芽組織に置き換わっていくため, これまでは除去する必要はないと考えられてきた. しかし, Kobayashi らはこのスラフ化した OASIS® の病理組織学的評価を行い, 表層と辺縁については感染予防の観点から除去が推奨されると報告した[14]. 彼らは重症下肢虚血患者の潰瘍部に OASIS® を貼付し, 7 日後にスラフ化した OASIS® を除去し観察を行った. その結果, 採取した組織の表層側と潰瘍辺縁には好中球が凝集塊となった膿汁が存在し, 潰瘍側の辺縁では上皮の進展を認めた. ここで報告されたスラフ化とこれまで報告されている caramelization という現象を同一のものとして考えるべきか, また除去することによる創傷治癒への影響に関しては議論の余地があり, 今後の研究課題と考える.

6．2 回目以降の貼付について

　通常, 2 回目以降の貼付は前回貼付した OASIS® が完全に吸収され肉芽に覆われた後に, 肉芽組織の厚みや周囲からの上皮化が不十分であった場合に行う. しかし, より高頻度で交換することにより, OASIS® から放出される成長因子を最大限に生かし, 創傷治癒を進める方法もある. OASIS® 貼付後, 1～2 週間程度で表層の OASIS® を剝がし, 新しいものを貼付する. 我々は比較的浅い皮膚潰瘍に対し, 週 1 回の交換で良好な上皮化が得られた症例を経験している[4]. OASIS® に含有される生理活性をもった各成分が創傷に使用されてから消失するまでの期間はまだ明らかになっていない. これは追加の使用や前述のスラフの除去のタイミングに関連する問題であり, 今後も検証を重ねる必要があると考える.

OASIS® の対象となる疾患

　これまで様々な種類の創傷に対して OASIS® の使用が有用となることが報告されている. 我々が実際に使用した症例を加えて以下に解説する.

1．静脈性下肢潰瘍（VLU）

　静脈性下肢潰瘍は圧迫療法が第 1 選択となるが, それのみでは治療に難渋する症例も少なくない. OASIS® は静脈性下肢潰瘍に対して圧迫療法を併用することでの有用性が報告されている. 静脈性下腿潰瘍患者 120 例を対象とした多施設間での無作為化対照試験（RCT）では圧迫療法に OASIS® を併用した群と, 圧迫療法単独群で比較が行われ, 12 週後の治癒率は OASIS® 併用群が有意に高かった（55% 対 34%, P ＝ 0.0196）. さらに OASIS® 併用群では再発も生じなかった[15]. 動静脈性の混合型潰瘍と静脈潰瘍を対象とした RCT では, 完全な創閉鎖が得られるまでの期間は湿潤性創傷被覆材を用いた対照群が 8.3 週間である一方, OASIS® 使用群は平均 5.4 週間であった（P ＝ 0.02）[16]. 8 週後の治癒率（P ＜ 0.05）, ドレッシング交換までの期間（P ＜ 0.05）および肉芽組織形成率（P ＜ 0.05）についても, 統計学的な有意差をもって OASIS® 使用群が優れていた. 本邦においても case series で, その有用性が報告されている[17].

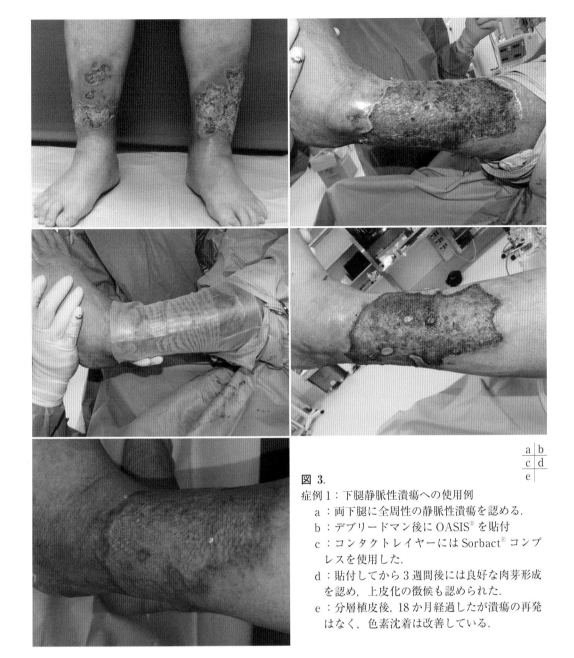

```
a b
c d
  e
```

図 3.
症例 1：下腿静脈性潰瘍への使用例
　a：両下腿に全周性の静脈性潰瘍を認める.
　b：デブリードマン後に OASIS® を貼付
　c：コンタクトレイヤーには Sorbact® コンプ
　　　レスを使用した.
　d：貼付してから 3 週間後には良好な肉芽形成
　　　を認め，上皮化の徴候も認められた.
　e：分層植皮後，18 か月経過したが潰瘍の再発
　　　はなく，色素沈着は改善している.

症例 1：54 歳，男性（図 3）

　高度の肥満があり，長時間の立ち仕事を長年継続していた．数年前より両下腿の浮腫，色素沈着が出現し，やがて潰瘍化した．潰瘍は拡大し，最終的には両下腿のほぼ全周に達した．造影 CT では静脈の早期造影効果を認め，微小動静脈瘻に伴う静脈うっ滞性潰瘍の診断となった．外来で圧迫療法を開始したが，改善が得られないため，入院の上，全身麻酔下でデブリードマンを行い，OASIS® を貼付した．固定は NPWT で行い，コンタクト

レイヤーには Sorbact® コンプレス（センチュリーメディカル株式会社，日本）を使用した．貼付してから 3 週間後には良好な肉芽形成を認め，島状に上皮化している徴候も認められた．全身麻酔下で網状分層植皮を行い，全生着が得られた．術後 18 か月経過し，弾性ストッキングによる圧迫療法は継続しているが，潰瘍の再発はなく，色素沈着は改善している．植皮した部位は成熟した瘢痕となり，柔軟性に富んだ皮膚となっている．

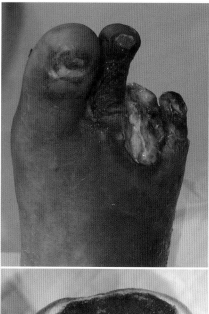
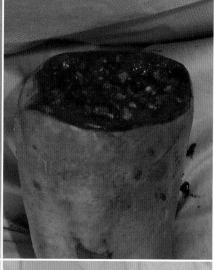
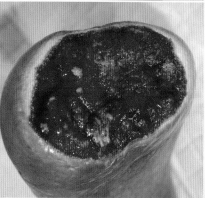
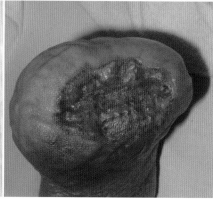

図 4.
症例 2：CLTI の足部潰瘍に対する使用例
　　a：デブリードマン前の所見
　　b：中足骨横断レベルでの足部切断術直後. 腱, 靱帯の露出を認める.
　　c：OASIS® 貼付し NPWT を併用後 3 週目の状態. 潰瘍全体が良好な肉芽組織に覆われている.
　　d：植皮後 1 か月後の状態. 植皮は全生着し質感も良好である.

2．包括的高度慢性下肢虚血（CLTI）

　Terabe らは CLTI 患者の潰瘍に対し半側のみ OASIS® を適用し, 残りの半側を対照として 1 週間後に両部位から採取した肉芽組織を病理組織学的に比較し報告した[18]. OASIS 使用群では対照群より多くの細胞浸潤を認め（p＜0.05）, CLTI で生じた潰瘍においても OASIS® が創傷治癒を促進する可能性が示唆された. 血管内治療やバイパス手術による血行再建が前提となるが, OASIS® は CLTI の治療においても有用であると考えられる.

症例 2：74 歳, 男性（図 4）

　糖尿病性腎症により維持透析となっていた. これまでにも足部に潰瘍を繰り返し, 複数回の血行再建を施行されている. 右足趾の壊死の進行を認めたため, 当院に紹介となった. ABI は測定不能であったが, 循環器内科での血行再建により 0.92 まで改善が得られたため, 当科にて中足骨横断レ

ベルでの切断術を施行した. 壊死の進行により足底の皮膚が不足したため, 断端は開放創として二期的に閉創する方針とした. 骨断端は周囲の軟部組織で被覆したが, 切断面には腱, 靱帯の露出を認めた. OASIS® を貼付し NPWT を用いて固定した. 3 週間後には良好な肉芽形成と創収縮を認め, 植皮により創閉鎖を行った. 植皮は全生着し, 良好な質感を獲得している.

3．糖尿病性足潰瘍（DFU）

　糖尿病性足潰瘍を有する患者 73 例を対象とした RCT では OASIS® 使用群 37 例と PDGF を含有する創傷被覆材（Regranex：日本未発売）使用群 36 例を比較し, 12 週間後に各群の完全な創閉鎖率を評価した. その結果, 潰瘍の完全な閉鎖が得られたのは OASIS® 使用群が 18 例（49％）, Regranex 使用群が 10 例（28％）と 2 群間に統計学的有意差は認められなかったが（P＝0.055）, OASIS® 使用群

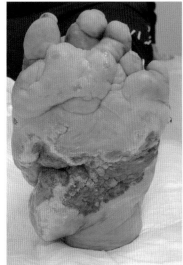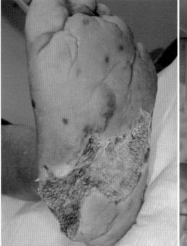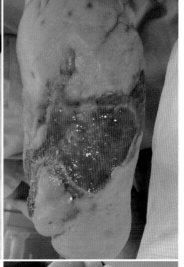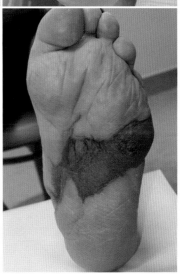

a | b | c
d

図 5.
症例 3：糖尿病性潰瘍の症例
　　a：初診時の状態. 足底部の潰瘍と著明な浮腫を認める.
　　b：デブリードマン後に OASIS® を貼付し NPWT を併用した.
　　c：貼付後18日目の状態. 良好な肉芽形成と浮腫の改善を認めたため植皮術を施行した.
　　d：植皮は全生着した. 術後 2 年経過したが潰瘍の再発はない.

が多かった. DFU は血流の確保, デブリードマンによる感染のコントロール, 適切な免荷が基本的な治療のカギとなるが, 他にも様々な疾病の合併により治療が困難なものとなることもある. OASIS® はそのような事態において, 補助的治療の選択肢の 1 つとなり得ると考える.

症例 3：44 歳, 男性（図 5）

コントロール不良の糖尿病があり, 左下肢腫脹, 発熱を認め前医に救急搬送となった. 抗生剤投与および複数回のデブリードマン, 植皮術を施行されたが改善なく, 当院に転院となった. 造影CT では下肢静脈の早期造影効果を認め, 微小動静脈瘻によるうっ血も伴う糖尿病性潰瘍と考えられた. 追加のデブリードマン後に OASIS® を貼付し NPWT による固定を行った. さらに圧迫療法

も併用し, 貼付後18日目には良好な肉芽形成を認めたため, 分層網状植皮術を施行した. 植皮は全生着し, 装具着用の上, 歩行は可能となった. 術後 2 年経過したが潰瘍の再発はない.

4．その他の慢性創傷, 外傷・手術などによる皮膚欠損創

褥瘡[19], 熱傷[20], 腱露出を伴う創傷[21]などに対しても OASIS® はその有用性が報告されている. 特殊な用途としては鼻瘤の切除面へ使用の報告がある. Schmitz らは鼻瘤に対する削皮術後の創面への使用に関して後方視的に解析を行い, OASIS® を使用した群と一般的なドレッシングを使用した群を比較している[22]. 両群において瘢痕スケールに関しては有意差が生じなかったが, OASIS® 使用群ではドレッシングの交換回数は有意に少な

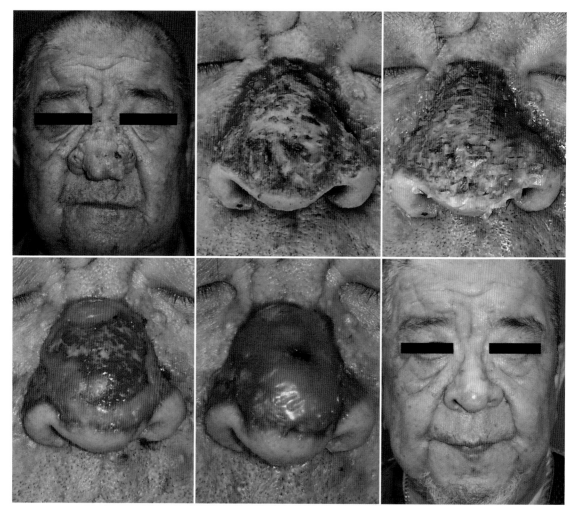

図 6. 症例 4：鼻瘤切除創に対する使用例

a | b | c
d | e | f

a：術前所見．著明な外鼻変形を生じている．
b：病変部切除直後の状態
c：OASIS® を貼付した．
d：貼付後 1 か月の状態．周囲より上皮化が進行している．
e：貼付後 2 か月の状態．上皮化は完了したが肥厚性瘢痕となっている．
f：貼付後 1 年の状態．瘢痕は成熟し良好な外鼻形態が得られた．

く，再上皮化までの期間は短かった．我々も鼻瘤による高度の外鼻変形を生じた患者に対し，病巣部切除後に OASIS® を使用し良好な結果を得た症例を経験したので以下に提示する．

症例 4：58 歳，男性（図 6）

10 年以上前から外鼻部皮膚が瘤状に隆起し変形が進行し，他院にて鼻瘤の診断となっていた．醜状変形による心理的苦痛と鼻閉感を主訴に外科的切除目的で当科紹介となった．全身麻酔下でごくわずかに皮膚付属器の底部が残存する程度の深度で病変部を切除したのちに OASIS® を貼付し Sorbact® コンプレスで被覆した．術後 1～2 週で caramelization を生じた後，良好な肉芽組織となり周囲や潰瘍内から上皮化が進行した．術後約 2 か月には上皮で完全に覆われ，肥厚性瘢痕となったが，徐々に発赤や隆起は退縮した．術後 1 年の状態では，色素脱失を認めるが，広範囲の皮膚欠損であったにもかかわらず拘縮は認めず，良好な形態が得られている．形態の改善により鼻閉感も消失した．

まとめ

OASIS® の特徴や使用法，これまでの臨床研究について概説した．OASIS® はその特徴的な構造，構成分子により，高い創傷治癒促進効果を持ち，既存の手段では治療困難となっている様々な創傷に対して有用性が報告されてきている．生物由来の医療材料としては比較的扱いやすく，今後も応用の幅が広がることが期待される．

参考文献

1) Sandusky, G. E., Jr., et al.：Histologic findings after in vivo placement of small intestine submucosal vascular grafts and saphenous vein grafts in the carotid artery in dogs. Am J Pathol. **140**：317-324, 1992.

2) Vaught, J. D., et al.：Detrusor regeneration in the rat using porcine small intestinal submucosal grafts：functional innervation and receptor expression. J Urol. **155**：374-378, 1996.

3) Hodde, J., et al.：Fibronectin peptides mediate HMEC adhesion to porcine-derived extracellular matrix. Biomaterials. **23**：1841-1848, 2002.

4) 緒方英之：【人工真皮・培養表皮 どう使う，どう生かす】人工真皮 OASIS 細胞外マトリックス®の使い方．PEPARS. **163**：53-61，2020.

5) Hodde, J., et al.：Effects of sterilization on an extracellular matrix scaffold：part Ⅰ. Composition and matrix architecture. J Mater Sci Mater Med. **18**：537-543, 2007.

6) Hodde, J. P., et al.：Glycosaminoglycan content of small intestinal submucosa：a bioscaffold for tissue replacement. Tissue Eng. **2**：209-217, 1996.

7) McPherson, T. B., Badylak S. F.：Characterization of fibronectin derived from porcine small intestinal submucosa. Tissue Eng. **4**：75-83, 1998.

8) Hodde, J. P., et al.：Vascular endothelial growth factor in porcine-derived extracellular matrix. Endothelium. **8**：11-24, 2001.

9) Hodde J. P., et al.：An investigation of the long-term bioactivity of endogenous growth factor in OASIS wound matrix. J Wound Care. **14**：23-25, 2005.

10) Schultz, G. S., et al.：Dynamic reciprocity in the wound microenvironment. Wound Repair Regen. **19**：134-148, 2011.

11) Mauney J. R., Adam R. M.：Dynamic reciprocity in cell-scaffold interactions. Adv Drug Deliv Rev. **82-83**：77-85, 2015.

12) Yeh D. D., et al.：Histopathological assessment of OASIS Ultra on critical-sized wound healing：a pilot study. J Cutan Pathol. **44**：523-529, 2017.

13) Abou Issa Abdelfatah S., et al.：Abstract：Effect of Oasis-Ultra Matrix on the healing rate of stage Ⅳ pressure wounds. Plast Reconstr Surg Glob Open. **4**：203-204, 2016.

14) Kobayashi, H., et al.：Histopathological analysis of decellularized porcine small intestinal submucosa after treatment of skin ulcer. Plast Reconstr Surg Glob Open. **9**：e3967, 2021.

15) Mostow, E. N., et al.：Effectiveness of an extracellular matrix graft（OASIS Wound Matrix）in the treatment of chronic leg ulcers：a randomized clinical trial. J Vasc Surg. **41**：837-843, 2005.

16) Romanelli, M., et al.：Randomized comparison of OASIS wound matrix versus moist wound dressing in the treatment of difficult-to-heal wounds of mixed arterial/venous etiology. Adv Skin Wound Care. **23**：34-38, 2010.

17) 東田隆治ほか：慢性難治性潰瘍に対する細胞外マトリックス（ブタ小腸粘膜下組織）グラフト（OASIS）の使用経験．日下肢救済足病会誌．**11**：104-109，2019.

18) Terabe, Y., et al.：Wound granulation tissue with an extracellular matrix graft in chronic limb-threatening ischaemia：a stopathological examination. Wounds Asia. **4**：19-23, 2021.

19) Brown-Etris, M., et al.：An extracellular matrix graft（Oasis（（R）wound matrix）for treating full-thickness pressure ulcers：A randomized clinical trial. J Tissue Viability. **28**：21-26, 2019.

20) Salgado, R. M., et al.：Histomorphometric analysis of early epithelialization and dermal changes in mid-partial-thickness burn wounds in humans treated with porcine small intestinal submucosa and silver-containing hydrofiber. J Burn Care Res. **35**：e330-337, 2014.

21) Nobuyma, A., et al.：The simultaneous application of OASIS and skin grafting in the treatment of tendon-exposed wound. Plast Reconstr Surg Glob Open. **7**：e2330, 2019.

22) Schmitz, L., et al.：Wound care with a porcine extracellular matrix after surgical treatment of rhinophyma. J Cutan Med Surg. **24**：253-258, 2020.

PEPARS　No.211：46-52，2024

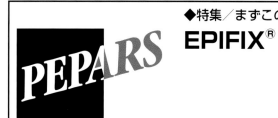

◆特集／まずこの1冊！新しい創傷治療材料を使いこなす
EPIFIX®

辻　依子[*1]　寺師浩人[*2]

Key Words：EPIFIX®，ヒト乾燥羊膜/絨毛膜同種移植片（dehydrated human amnion/chorion composite graft），難治性潰瘍（hard to heal ulcer），糖尿病性足潰瘍（diabetic foot ulcer），静脈うっ滞性潰瘍（venous leg ulcer）

Abstract　EPIFIX® は創傷領域では日本初の乾燥ヒト羊膜絨毛膜同種移植片である．難治性潰瘍の創傷治癒に必要な細胞外マトリックス構造が保たれており，300 種以上のサイトカイン，成長因子が含まれている．欧米ではすでに臨床で利用されており，*in vitro, in vivo* において，多くの創傷治癒促進効果に関する報告がある．形状はシート状で，剪刀で容易に加工が可能であり，有効期間は5年と長く取り扱いやすい．本邦においては 2022 年に保険償還価格を取得し使用可能となった．適応疾患は糖尿病性足潰瘍と静脈うっ滞性潰瘍で，標準的な治療を4週間施行しても奏効しない潰瘍である．糖尿病性足潰瘍や静脈うっ滞性潰瘍などの難治性潰瘍は標準的治療に抵抗し非常に治療に難渋することが多いが，EPIFIX® は創傷治癒促進の一助となる可能性がある．

はじめに

　創傷治癒のメカニズムは組織の傷害とともに始まり，出血・凝固期，炎症期，細胞増殖期へと移行する．その過程で，サイトカインの分泌，血管新生，コラーゲン代謝の亢進，細胞外マトリックスの再構築などが進行し良好な肉芽組織が形成される．何らかの要因で，この過程が阻害された場合に難治性潰瘍となる．阻害された創傷治癒過程を正常に戻すためには細胞外マトリックスおよび各種サイトカインが必要である．それらから構成される皮膚代替製品は欧米諸国ではすでに使用されており，難治性潰瘍の創傷治癒に大きく寄与している．ヒト羊膜使用組織治癒促進用材料 EPIFIX®（以下，EPIFIX®）は，日本において 2021 年6月に

薬事承認を受け，2022 年9月に保険償還価格を取得し使用可能となった．創傷領域では日本初のヒト羊膜製品である．EPIFIX® による創傷管理方法および我々の使用経験につき報告する．

EPIFIX® とは

　羊膜は羊膜上皮細胞層，コラーゲンやラミニンを構成成分とする基底膜および緻密層からなる半透明の薄い膜で，多くのサイトカインを分泌しており，柔軟かつ丈夫である．また母体と胎児を介在している性質から，生理的にも移植の際に拒絶反応が起こりにくく，かつ抗炎症作用がある．そのため角膜や食道，気管，鼓膜など様々な組織の再生目的にすでに利用されている．絨毛膜は，羊膜の3〜4倍の厚さがあり，羊膜と同様，コラーゲンやラミニンから構成される網状層，基底層，栄養膜層で構成され，母体の脱落膜に付着しており，多数のサイトカインを分泌する．絨毛膜単体では再生医療に一般的に使用されていないが，羊膜/絨毛膜を併用すると，より多くのサイトカイ

[*1] Yoriko TSUJI, 〒650-0017　神戸市中央区楠町7-5-1　神戸大学大学院医学研究科形成外科学分野足病医学部門，特命教授
[*2] Hiroto TERASHI, 同大学大学院医学研究科形成外科学，教授

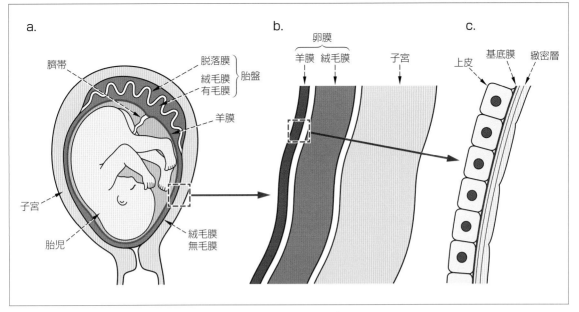

図 1. 羊膜/絨毛膜の構造
羊膜は羊膜上皮細胞層，コラーゲンやラミニンを構成成分とする基底膜および緻密
層からなる半透明の薄い膜である．
（https://www.tdc.ac.jp/igh/tabid/990/Default.aspx より引用改変）

ンを分泌すると報告されている（図1）[1]．

EPIFIX® は予定帝王切開で得られた胎盤から羊膜と絨毛膜を一塊に採取したものを加工・乾燥した製品である．乾燥加工後も胎盤/絨毛膜の細胞外マトリックス構造が保たれており，300を超える様々な成長因子，サイトカインおよび酵素阻害物質が含まれている[1]．加工しやすいシート状の形状をしており，有効期間は5年と長く，取り扱いやすい（図2）．米国ではすでに FDA（Food and Drug Administration；米国食品医薬品局）の承認を受け，糖尿病性足潰瘍をはじめとする慢性創傷に使用されている．

EPIFIX® の作用機序

羊膜内の上皮細胞が複数のサイトカインを分泌し，細胞外マトリックスを安定化し，細胞の増殖と分化を促進させることで，創傷治癒が促進されるとされている[2]．さらに，EPIFIX® に含まれる成長因子やサイトカインおよびケモカインを含む300以上の様々なタンパク質が，EPIFIX® 貼付部位への幹細胞の遊走促進，抗炎症，血管形成の促進，創傷治癒促進などに作用する[3]．Massee らは

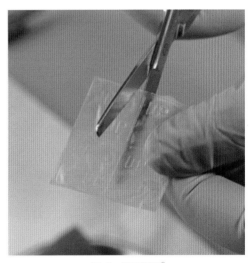

図 2. EPIFIX®
UP の文字が印字されている．
UP の文字が左から右に読めるように配置すると表面が羊膜，裏面が絨毛膜となる．
（グンゼ株式会社ホームページより）

ヒト骨髄間葉系幹細胞と脂肪由来幹細胞および造血幹細胞を含む様々な生体幹細胞に，EPIFIX® からの可溶性抽出物を投与し，24時間後にそれぞれの幹細胞の細胞増殖と遊走反応が有意に促進されたと報告している[4]．

EPIFIX® の有効性

海外ではすでに糖尿病性足潰瘍をはじめとする慢性創傷に使用されており，標準治療を対照とする前向き多施設無作為化比較試験において，有効性および安全性が示されている．

Zelen らは糖尿病性足潰瘍を対象に EPIFIX® と同様の同種再生医療製品である Apligraf®(Organogemesis 社)と EPIFIX® を用いて，12 週での完全創治癒率を検討した(prospective, randomised, controlled, multi-centre comparative study)．EPIFIX® 群では 32 例中 31 例(97%)，Apligraf® 群では 33 例中 24 例(73%)，標準的創傷治療群(EPIFIX® も Apligraf® も使用していないコントロール群)では 35 例中 18 例(51%)において 12 週で完全治癒を認めた．また 12 週間以内の平均治癒期間は EPIFIX® 群で 23.6 日，Apligraf® 群で 47.9 日，標準的創傷治療群で 57.4 日であった．この結果より EPIFIX® は他の治療群より有意に高い治癒率を示し，かつ創治癒のスピードが速かったと報告している[5]．Bianchi らは，静脈うっ滞性潰瘍に対し，多施設 RCT(randomised, controlled, trial)を実施し，多層性圧迫療法の補助としての EPIFIX® の有効性を評価した．109 名の被験者を EPIFIX® と多層性圧迫療法併用群(n=52)と，通常のドレッシングと多層性圧迫療法のみ(n=57)にランダムに割り付け，完全創治癒を主要エンドポイントとして検討した．12 週での完全創治癒率は EPIFIX® 併用群で 60%，併用なし群で 35%(p=0.0128)と有意に EPIFIX® 併用群で高く，静脈うっ滞性潰瘍の治療における多層性圧迫療法の補助としての EPIFIX® の有用性が証明された[6]．

本邦における EPIFIX® の取り扱い

特定由来製品に該当するため，使用した場合，製品番号，使用年月日，使用した患者の氏名と住所を 20 年間保存する必要がある．適応疾患は標準治療を 4 週間施行しても創面積が 50% 以上縮小しない糖尿病性足潰瘍と静脈うっ滞性潰瘍である．

血管外科，心臓血管外科，皮膚科，整形外科，形成外科，循環器内科の経験を 5 年以上有しており，足病疾患にかかわる診療に 3 年以上の経験を有する常勤の医師に使用が限定されており，かつ所定の研修を修了する必要がある．施設基準は，血管外科，心臓血管外科，皮膚科，整形外科，形成外科，循環器内科を標榜し，上記の医師および足病疾患の看護に従事した経験を 3 年以上有する専任の常勤看護師がそれぞれ 1 名以上配置している施設となっている．EPIFIX® 使用導入時には入院が必要である．DPC 導入施設において入院時に使用する場合，K コードの手技(K000 創傷処理，K001 皮膚切開術，K002 デブリードマン)と併用する必要がある．EPIFIX® 使用開始から 12 週まで，合計 224 cm² を限度として使用可能である．

EPIFIX® の使用方法

適応は感染・炎症がない糖尿病性足潰瘍と静脈うっ滞性潰瘍である．包括的高度慢性下肢虚血の場合は，血行再建術を施行し下肢血流障害を改善した上で使用する．使用前に創面から良好な出血が確認できるまで，壊死組織や創面のスラフなどを除去する．皮膚欠損部と辺縁の皮膚に段差がある場合は，創縁の硬い皮膚を除去し，滑らかな創縁を形成する．デブリードマン後出血が持続すると EPIFIX® の下に血餅を形成し創面に EPIFIX® が密着しないため，確実に止血する．創部を洗浄し EPIFIX® は潰瘍の大きさより 1 mm 程度大きいものを貼付する．EPIFIX® シートに UP の文字が印字されており，UP の文字が左から右に読めるように配置する(絨毛膜側が創面にあたる)．配置後生理食塩水などを半透明になるまで数滴垂らす．EPIFIX® の上に非固着性ガーゼを置き，ガーゼ，創傷被覆材などで被覆する．浸出液が多い場合は，EPIFIX® にメスなどでスリットを入れ，ドレナージをつける．ガーゼが浸出液で汚染された場合は非固着性ガーゼ上のガーゼや創傷被覆材のみを交換し EPIFIX® は創面に密着させたままとする．5 日～7 日後にコンタクトレイヤーを除去し創面に残存する EPIFIX® を確認する．EPIFIX® が薄い膜のように変化しているため，これを除去し，創面全体を鋭匙などでメンテナンスデブリードマンを行い，再度 EPIFIX® を貼付する．創面の

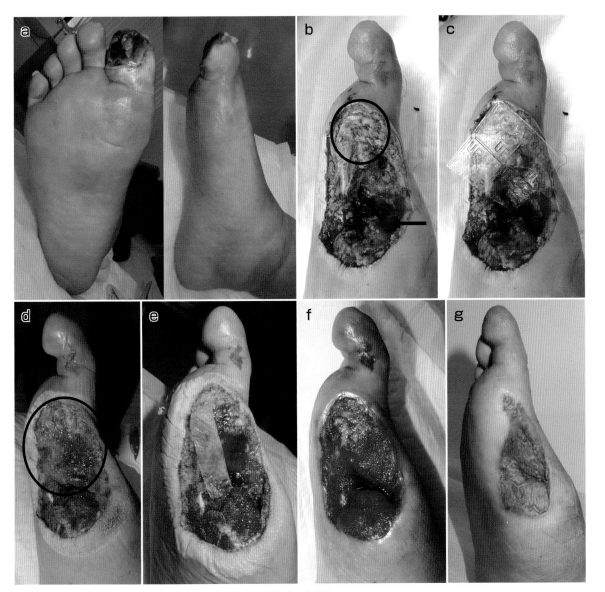

図 3. 症例 1

a：感染併発時．右母趾黒色壊死および母趾 MTP 関節荷重部にかけて皮膚発赤を認めた．
b：右母趾切断後．第 2 趾関節包および母趾中足骨断端部が露出している．○：関節包，→：骨断端部
c：EPIFIX® を創面に配置．関節包上に EPIFIX® を配置し，余剰な分を母趾中足骨断端部に配置した．
d：EPIFIX® 貼付初回から 1 週間後．関節包上に EPIFIX® が残存しているのが確認できた．母趾中足骨
　　断端部は肉芽で覆われていた．○：残存する EPIFIX®
e：EPIFIX® 貼付 2 回目から 1 週間後．残存する EPIFIX® を除去すると関節包上にも肉芽形成を認めた．
f：EPIFIX® 貼付 3 回目から 2 週間．創面全体に良好な肉芽形成を認めた．
g：分層植皮術後 1 年半．再発なく経過している．自立歩行が可能である．

状態に応じて NPWT（negative pressure wound therapy；局所陰圧閉鎖療法）を併用することも可能である．NPWT を使用する際は陰圧設定を 75〜100 mmHg とすることが推奨されている．

症例提示

症例 1：50 代，男性．右足潰瘍
　右母趾潰瘍に対し保存的治療を継続中に感染を併発した（図 3-a）．右母趾中足骨骨幹部で切断し，

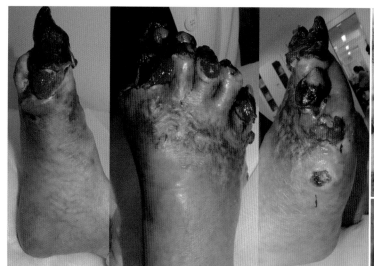
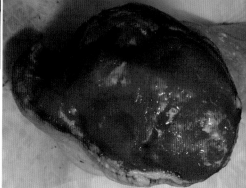

a | b
　　| c

図 4．症例 2
a：初診時右足．MTP 関節を超えて潰瘍壊死を認める．
b：右足 TMA 後 1 か月．NPWT などの保存的治療を継続するも中足骨断端部が
　　露出している．○：骨露出部
c：EPIFIX® 初回貼付後から 3 週間．TMA 断端部に良好な肉芽形成を認める．骨
　　露出は認めない．

切断端は開放創とした．右母趾中足骨断端部および第 2 趾 MTP 関節包が露出した状態であり，EPIFIX® を使用することとなった（図 3-b）．関節包および骨断端部に EPIFIX® を配置し（図 3-c），NPWT を併用した．1 週間後創面を確認すると骨断端部に肉芽が形成されていた．関節包上には EPIFIX® が膜のように残存していた（図 3-d）．創面に残存した EPIFIX® を除去し鋭匙でメンテナンスデブリードマンを施行後，新たに EPIFIX® を配置し NPWT を継続した．1 週間後創部を確認し，残存した EPIFIX® を除去すると関節包上にも肉芽形成を認めた（図 3-e）．EPIFIX® を再度関節包と骨断端部上に配置し NPWT を継続した．その後創面全体に良好な肉芽形成を認めたため（図 3-f），分層植皮術を施行し創を閉鎖した．術後 1 年半再発なく経過している（図 3-g）．

症例 2：70 代，男性．右足底潰瘍
　骨髄異形成症候群関連血管炎の既往があり当院皮膚科でフォローされていた．冬季に自宅で長時間倒れていたところを発見され，当院に救急搬送された．両足部に高度のチアノーゼを認めていた．その後全身状態は改善したが両足趾および足部に壊死を形成したため，加療目的に当科を受診した（図 4-a）．右足は横断的中足骨切断術（trans metatarsal amputation；TMA），左足は足趾断端形成術を施行した．右足部は TMA 施行時に小趾外転筋に沿って踵骨方向に感染を認めたため，皮膚切開を延長し感染組織をすべて除去し，開放創とした．その後保存的治療を継続するも，1 か月経過しても中足骨断端部が露出していたため，EPIFIX® を使用することとなった（図 4-b）．骨断端部に EPIFIX® を配置し NPWT を併用した．1 週間に 1 回メンテナンスデブリードマン後に

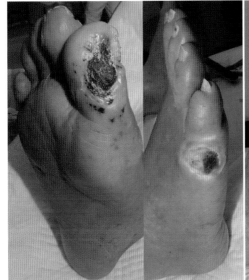
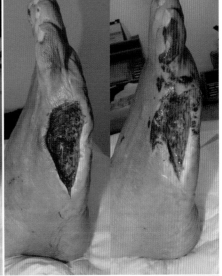

a | b
------
　 c

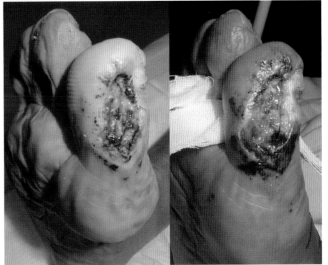

図 5.
症例 3
　a：初診時．右母趾，第 5 趾に骨に達する
　　潰瘍を認めた．
　b：右第 5 趾切断端
　　左：第 5 趾切断後．創面全体に EPIFIX®
　　　を貼付した．
　　右：貼付から 10 日目．肉芽形成が乏しく，
　　　創治癒効果は乏しいと判断し EPIFIX®
　　　の使用は中止した．
　c：右母趾潰瘍
　　左：左母趾壊死組織除去後．EPIFIX® を
　　　貼付した．
　　右：貼付から 7 日目．創治癒傾向を認め
　　　ない．

EPIFIX® を配置し，NPWT を継続した．EPIFIX®
使用開始から 3 週間で良好な肉芽形成を認め（図
4-c），分層植皮術を施行し，創を閉鎖した．その
後リハビリテーション目的に転院した．

　症例 3：70 代，女性．右足潰瘍
　腹部大動脈の狭窄および右下肢 LEAD を認め，
当院放射線科において，腹部大動脈の狭窄および
下肢血行再建術（下肢血管内治療）を施行された．
足潰瘍の加療目的に当科を受診した（図 5-a）．足
部の SPP は 25→30 mmHg 程度と上昇は軽度であ
りやや低値であったが，足背動脈と後脛骨動脈の
ドップラー音が良好に聴取可能となり，かつ虚血
性疼痛が改善していたため，壊死組織に対し外科

的デブリードマンを行い，EPIFIX® を配置した．
しかし肉芽形成が乏しく，EPIFIX® による創治癒
効果は乏しいと判断し EPIFIX® の使用を中止し
た（図 5-b，c）．

おわりに

　EPIFIX® は日本ではじめて創傷領域で承認さ
れた乾燥ヒト羊膜/絨毛膜同種移植片である．創
傷環境を整えるために必要な細胞外マトリックス
と 300 種を超える様々な成長因子，サイトカイン
が含まれており，これまで既存の治療に反応しな
かった難治性潰瘍の創治癒促進に期待できる．た
だし症例 3 のように虚血が残存している場合は，

EPIFIX® を貼付しても反応は乏しいため，CLTI 症例においては，確実に創部への血流を改善した上で使用する必要がある．

参考文献

1) Sabol, T. J., et al.：Standardized reporting of amnion/chorion allograft data for wound care. Health Science Reports. **5**(5)：e 794, 2022.
Summary 羊膜および羊膜/絨毛膜の乾燥同種移植片の構造成分と成長因子の溶出について評価した．

2) Litwiniuk, M., Grzela, T.：Amniotic membrane：new concepts for an old dressing. Wound Repair Regen. **22**：451-456, 2014.
Summary 羊膜の特性と臨床応用に関するデータをまとめ，創傷ケアにおける羊膜に重要性について述べている．

3) Koob, T. J., et al.：Biological properties of dehydrated human amnion/chorion composite graft：implications for chronic wound healing. Int Wound J. **10**：493-500, 2013.
Summary PURION® で処理および脱水されたヒト羊膜/絨毛膜同種移植片が創傷治癒に関連する生物学的活性が維持可能であることを証明した．

4) Massee, M., et al.：Type I and Type II diabetic adipose-derived stem cells respond in vitro to dehydrated human amnion/chorion membrane allograft treatment by increasing proliferation, migration, and altering cytokine secretion. Adv Wound Care(New Rochelle). **5**：43-54, 2015.

5) Zelen, C. M., et al.：Treatment of chronic diabetic lower extremity ulcers with advanced therapies：a prospective, randomised, controlled, multi-centre comparative study examining clinical efficacy and cost. Int Wound J. **13**：272-282, 2016.

6) Bianchi, C., et al.：A multi-centre randomised controlled trial evaluating the efficacy of dehydrated human amnion/chorion membrane(EpiFix®)allograft for the treatment of venous leg ulcers. Int Wound J. **15**：114-122, 2018.

PEPARS No.211：53-62, 2024

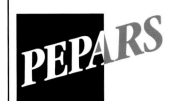

◆特集／まずこの1冊！新しい創傷治療材料を使いこなす

ネキソブリッド® 外用ゲル5g

松村 一*

Key Words：デブリードマン（debridement），熱傷（burns），酵素的（enzymatic），選択的（selective），ブロメライン（bromelain-based），焼痂（eschar），偽焼痂（pseudoeschar）

Abstract ネキソブリッド® 外用ゲル（以下，ネキソブリッド）はイスラエルの MediWound 社で開発された熱傷における壊死組織の除去（酵素的デブリードマン）を効能とするゲル剤である．ネキソブリッドは，パイナップルの茎から精製されるブロメラインを主とするタンパク分解酵素製剤で，熱傷の焼痂を，4時間の塗布にて除去することが可能である．壊死組織への選択性が高いため，健常組織を多く残すことが可能で，自然上皮化や手術回数の減少が得られる．また，除去に伴う出血量も少なく，低侵襲のデブリードマンが可能となる．施行前の pre-soaking，ゲルと焼痂の除去後の post-soaking を含めて，塗布と除去には，比較的長時間の鎮痛・鎮静管理が必要である．今後，熱傷の低侵襲なデブリードマンとして有用である．

はじめに

ネキソブリッド® 外用ゲル（以下，ネキソブリッド）はイスラエルの MediWound 社で開発された熱傷における壊死組織の除去を効能または効果とするゲル剤である．本邦では 2022 年 12 月に薬事承認，2023 年 5 月に保険償還，8 月より発売になった．熱傷焼痂は，これまで，外科的にデブリードマンにより除去され，その後に植皮などにより創閉鎖が行われてきた．しかしながら，熱傷治療においては，デブリードマン不足による局所感染の発生や植皮の生着不良，反対に健常な組織までデブリードマンが行われてしまうための機能・整容的な問題も多く生じているのが現状である．

したがって，ネキソブリッドは，熱傷創のデブリードマンに伴う問題を解決する可能性があり，

* Hajime MATSUMURA，〒160-8402 東京都新宿区新宿 6-1-1 東京医科大学形成外科学分野，教授

臨床現場で大きな期待がある．その一方で，このような製剤は本邦ではじめてであり，臨床現場での使用経験の蓄積が必要な状態でもある．

今回は，国内第Ⅲ相試験，発売後の使用経験，ネキソブリッドの開発者である Professor Lior Rosenberg（Founder & CMO, MediWound Ltd.）とのディスカッションで得られた知見をもとに，ネキソブリッドの具体的な使用方法について解説し，使用症例を提示したい．

外科的デブリードマンの限界

熱傷創での壊死組織の範囲は，皮膚表面からの深達度が一定ではなく，部位によって異なる．したがって，ナイフなどを用いた場合の切除では，切除過剰と切除不足が混在した創面になる．このため，熱傷創の外科的デブリードマンにおいては，多くの場合デブリードマン不足による植皮の生着不良を避けるため，健常組織も切除される場合が多く，その組織学的な検討では，72%が切除

し過ぎ，6％のみが正確な切除ができたという報告もある[1]．水圧式ナイフは，創面に対して平行に，非常に薄い切除が可能なため，より正確な切除が可能とされているが[2]，近年の systematic review では，その有効性は確立されていないとされている[3]．ネキソブリッドによる酵素デブリードマンは，この外科的デブリードマンの限界を解決できる方法と考えられる．

ネキソブリッドの有用性

複数の対照研究，コンセンサスペーパーなどに，通常のデブリードマンと比較したネキソブリッドによる酵素デブリードマンの有用性が報告されている[4]~[8]．以下に，その有用性を挙げる．
① 完全かつ選択的な焼痂の除去が早期に達成される．
② 手術回数が減少する（外科的デブリードマン，減張切開，植皮術）．
③ デブリードマンに伴う出血量が減少する．
④ 整容面と機能面において，良好または同等の結果が得られる．
⑤ 創傷閉鎖までの時間は同等か短くなる．
⑥ 小児熱傷，手および顔面熱傷において有用性が高い．
⑦ 重症熱傷における救命率は，同等かそれ以上である．

ネキソブリッドで
熱傷焼痂が融解除去される仕組み

ネキソブリッドは，パイナップルの茎から抽出されるブロメラインを多く含むタンパク分解酵素製剤である．ブロメライン以外に含まれる主要なタンパク質として，タンパク分解酵素のアナナイン，ブロメラインインヒビターが含まれる．

皮膚の主成分であるコラーゲンは熱作用により，コラーゲンからゼラチンに変性する．ネキソブリッドのタンパク分解酵素は，ゼラチンを選択的に分解するが，コラーゲンの分解能は低い[9]．これにより，コラーゲンからなる正常真皮は分解せず，熱変性により生じたゼラチンからなる熱傷焼痂を分解して除去することができる．この特性により，高い選択性を持って熱傷焼痂を除去し，健常組織を温存することができる．

ネキソブリッドは，熱傷創の洗浄，前処置としての生理食塩液または消毒薬による2時間程度の浸漬，4時間の薬剤の塗布，除去と2時間程度の浸漬が標準的な使用方法である．しかしながら，症例により前処置の仕方などは，調節する必要がある．

重要なことは，あくまでネキソブリッドの作用は，真皮・皮下組織との間で，十分な酵素反応が起こる状況を作らないといけないということである．つまり，この酵素反応を，どのような状況が阻害するのかを知る必要がある．

1つ目は，角層や表皮などのケラチンに対しては，ネキソブリッドは効果がない．したがって，水疱膜は確実に除去しなくてはいけない．火炎熱傷やアークによる熱傷などで，乾燥した痂皮が固着しているような症例では，それらをスポンジなどでこすり取らなければならない．

2つ目に重要となることは，酵素反応が十分に起こるためには，焼痂組織に十分に水分が含まれた状態まで pre-soaking を行い，いわゆる dry eschar から wet eschar にしなければならない．十分に保水した eschar でなければ，酵素反応が十分に行われずにデブリードマン不足が生じる．このため，ゲルの塗布前の pre-soaking の時間に関しては，添付文書に2時間程度とあるが，状況に応じて時間を調節する必要がある．

3番目には，酵素反応を阻害するようなものが，ネキソブリッドのゲルと接触しないようにすることが必要である．代表的なものとして，ヨード系の消毒薬・外用剤，ヨウ素化合物含有のフィルムドレープなどである．ヨードが直接，あるいは，組織に浸透していると適切な酵素反応を阻害するとされている．同様に，銀を含んだ外用剤，創傷被覆材なども，適切な酵素反応を阻害するとされる．したがって，ヨード，銀を含む製剤は，

表 1.

a．国内第Ⅲ相試験（KMW-1-02 試験）（文献 10 より引用）

評価項目	本剤群 (35 名/70 か所) (Ⅲ度熱傷を除く 25 名/46 か所)
壊死組織が完全除去[※1]された被験者の割合(%)	88.6 (95%CI：74.05〜95.46)[※2]
対象創ごとの壊死組織除去面積割合(%)	97.1 ±5.75
壊死組織が完全除去されるまでの期間(日)	1.0
壊死組織除去による出血量(mL)	155.7 ±499.87
自家移植を実施した被験者の割合(%) (Ⅲ度熱傷を除く)	52.0

b．海外第Ⅲ相試験（米国）（MW2010-0302 試験）（文献 9 より改変）

評価項目	本剤群 (75 名/128 か所) (Ⅲ度熱傷を除く 42 名/65 か所)	標準治療群[※3] (75 名/129 か所) (Ⅲ度熱傷を除く 37 名/63 か所)	混合用ゲル群 (25 名)	p 値
壊死組織が完全除去[※1]された被験者の割合(%)	93.33	—	4.00	p＜0.0001 Fisher の直接確率検定
対象創ごとの壊死組織除去面積割合(%)	96.4 ±12.98	99.06 ±1.43	—	—
壊死組織が完全除去されるまでの期間(日)	1.02	3.83	—	p＜0.0001 Wilcoxon-Gehan 検定
壊死組織除去による出血量(mL)	14.17 ±512.40	814.51 ±1020.32	—	p＜0.0001 Wilcoxon 検定
自家移植を実施した被験者の割合(%) (Ⅲ度熱傷を除く)	19.0	32.4	—	—

—：解析対象外
[※1]対象創の壊死組織除去面積割合が 95% 以上，かつ追加の壊死組織が必要なく，創閉鎖に向けた治療を開始できる状態
[※2]下限値 20% を上回った場合，治療薬の有効性が示されたものとした
[※3]外科的および/または非外科的除去で壊死組織を除去した群

使用を極力避け，仮に，使用した場合には十分に洗い流す必要がある．

　4 番目には，適切な前処置が行われたとしても，ネキソブリッドのゲルが，熱傷創面に 2 時間塗布されている時に，ゲルが静置されずに創面以外へ流れてしまっては，これも十分な酵素反応が期待できない．このためには，ワセリンなどの土手にてゲルが流れ出さないようにすることや，ゲルと創面をフィルム材などでしっかりと覆うことが必要になる．

国内外の臨床成績

　ネキソブリッドは，近年，第Ⅲ相の臨床試験と

して[10]，米国では Standard of Care との比較試験[4]，本邦では単群試験が行われている．壊死組織の完全除去率（対象創の壊死組織除去面積割合が 95% 以上，かつ追加の壊死組織除去が必要なく，創閉鎖に向けた治療を開始できる状態）は，本邦で 88.6%，米国で 93.33% と，非常によいデブリードマンの成績である．さらに，出血量も少なく，本邦で平均 155.7 mL，米国では 14.17 mL と有意な減少が報告がされている（表 1）．しかしながら，予想外の大量出血が生じた症例もあるので注意を要する（後述）．

　このデータを理解する上で，いくつかの注意点がある．1 つは，臨床試験のプロトコール上 84 時

間以内にネキソブリッドが使用されている点である．受傷後早期に比べ，受傷後時間が経過すると創面が乾燥しがちで，酵素反応の効率が低下する可能性が生じる．

また，羊皮紙様の非常に深い全層熱傷はエントリーされていないと考えられ，実臨床での症例とは母集団が違う可能性がある．

ネキソブリッドの適応症例

最もよい適応は，深達性Ⅱ度熱傷，あるいは，比較的浅めのⅢ度熱傷を一部含む混在熱傷と考えられる．さらに，外科的デブリードマンが技術的に難しいとされる，手足，顔面などもよい適当と考えられる．また，前述したように受傷早期の症例がよい適応となる．

さらには，受傷直後，熱傷によるコンパートメント症候群を生じているような症例では，すぐにネキソブリッドでデブリードマンをすることで，減張切開をしないで管理できる．

また，1回あたりの最大塗布面積は体表面積の15%で，同部位への塗布は2回まで，合計30%までの使用が可能である．

添付文書上の注意点としては，電撃傷または化学熱傷，また，生殖器および会陰部にある熱傷に対する臨床試験は実施されていないと記載されている．

深達性Ⅱ度またはⅢ度熱傷が適応であるが，前述したように固い乾燥気味の焼痂のあるⅢ度熱傷では，デブリードマンができない可能性が高く，よい適応ではない．

さらに，ネキソブリッドを塗布した後に，創面上に薬剤を静置した状態を4時間維持しにくい状況となると予想される場合は，よい適応とはならない．

実際の使用方法

前述したよい適応を考慮して，患者選択を行った上で，使用する．ネキソブリッドの使用が予想される場合には，スルファジアジン銀クリーム，

ヨード製剤，銀を含んだ創傷被覆材などの使用は避ける．これらが焼痂に浸透していると，酵素反応が阻害される場合があり酵素デブリードマンが十分に行われない，あるいは，後述する pseudo-eschar を生じる要因になり得る．また，使用前に血液検査で Hb 値を確認しておいた方が，思わぬ出血が生じた時に対応しやすい．熱傷創の写真撮影も重要と考えている．

1．熱傷創の洗浄

熱傷創を十分に洗浄し，水疱膜（表皮ケラチン層）を除去する．羊皮紙様のⅢ度の熱傷創では固着した表皮を，粗目のスポンジなどを用いて十分にこすり取ることが必要で，表皮ケラチンが残存した部位は，デブリードマンが行われない．また，事前に外用薬などを使用していた場合にはこれらも除去する．

2．Pre-soaking

ネキソブリッド使用の上で，非常に重要なプロセスと考えられる．この pre-soaking の目的は，熱傷焼痂に十分な水分を含ませて，焼痂内にネキソブリッドが十分に浸透できるようにすることである．Pre-soaking の時間に関しては，2時間程度とされているが，この時間は，熱傷受傷後の経過時間によって，調節を要する．熱傷受傷直後であれば，短時間でも可能である一方，受傷後の経過時間が長い場合には，長時間の浸漬が望ましい．受傷後1週間程度の熱傷では，筆者の施設では前日からの over-night pre-soaking を行っており，良好な結果を得ている．

生理食塩水あるいは，0.05%クロルヘキシジンを浸したガーゼで創面を覆い，その上から軽く包帯などでドレッシングをする．この時，十分な水分を与えるために，点滴ルートなどを用いて創面に置いたガーゼに水分を適宜追加するのがよい．広範囲を浸漬する場合には，低体温になりやすいので，温めた液体を使用するのがよい．

3．ネキソブリッドの塗布

塗布時から，1時間程度は疼痛が生じるので，十分な鎮痛・鎮静管理を要する．国内治験におい

ては，オピオイド（フェンタニルなど），ケタミン，鎮静剤（ミダゾラムなど），経口 NSAIDs などが，単独または併用して用いられた．経口薬だけの投与はなく，注射薬を用いていた．

塗布前に，熱傷創の 2～3 cm 外側，高さ 3～10 mm 程度，幅 3～10 mm 程度のワセリン軟膏で健常皮膚を保護し，薬剤が流れ出さないように，ワセリン軟膏で土手を作成する．この時，壊死組織に付着しないように注意し，平面以外の部位へ塗布する場合は，ワセリンを事前に冷却し固めにしておくのがよい．

同時に，混合用ゲル容器に乾燥凍結薬剤を入れて撹拌してゲルを作成する．この時，調製直後の酵素活性が一番高いため，ゲルを調製後すぐに，創面に塗布するのがよい．最長でも調製後 15 分以内の塗布が必要である．塗布直前に，数 cc の生理食塩水を熱傷創にスプレーし，創面を湿潤させ，その後，舌圧子などを用いてゲルを塗布する．塗布後，閉鎖性被覆材（3M™ Steri-Drape™など）で被覆し，その上をガーゼや包帯などで緩めに覆って固定する．ヨードがコーティングされているようなドレープは避ける．塗布後は，4 時間静置し，体動を極力避ける必要がある．ゲルが創面以外に流れ出るとデブリードマン不足になりやすく，また，体動が多いと予期せぬ出血につながることもある．

顔面への塗布時には，ゲルが眼に入らないようにするなど，十分な保護を行う必要がある．

4．ゲルの除去

ゲル除去時にも，塗布時ほどではないが 20～30 分程度疼痛を生じるために，鎮痛・鎮静管理が必要となる．

被覆材を除去し，舌圧子などを用いてワセリンを，次いで壊死組織とゲルを除去する．その後，ガーゼや滅菌スポンジなどを用いて，熱傷創を十分に擦り，その後十分に生理食塩水で洗浄する．この時，後述するカラーコードを用いて，熱傷創の深達度を判断し，必ず写真の記録を残す．

また，除去したゲルには血液が混ざり着色するが，通常，出血量は少ない．出血量が多いと考え

られた場合には，除去したゲルと壊死組織の重さを測ると同時に，血液検査の Hb 値から，出血量を計算して，適切に対応することが必要である．

5．Post-soaking

生理食塩水あるいは，消毒薬（0.05％クロルヘキシジンなど）に浸したガーゼなどで創面を覆い，2 時間浸漬し，残留薬剤の除去を行う．デブリードマン後の創面に対して消毒薬を用いることに抵抗があるという意見もあるが，0.05％クロルヘキシジンなどを用いることによる問題は経験していない．Post-soaking 終了時にも必ず熱傷創の写真撮影を行う．この時点で，すでに後述する pseudoeschar が生じている場合があり，ゲル除去時の写真との比較をすることが必要である．

6．術後処置

術後は，通常の湿潤療法を行う．国内治験では，トラフェルミンスプレーの併用が多く見られた．また，筆者らは，術前と同様，スルファジアジン銀クリーム，ヨード製剤，銀を含んだ創傷被覆材などの使用は避けるようにしている．

7．その他の注意点

減張切開した創部にネキソブリッドを塗布する場合には，思わぬ出血が起こることがあるので，ワセリンガーゼや軟膏で保護して，直接ゲルが接触しないようにすることが推奨される．

8．ネキソブリッド使用時の保険請求

ネキソブリッドの使用時にあたって，固有の手技料はない．ただし，塗布前に表皮ケラチンの除去を行うことや適切な疼痛管理が必要となることから「K002 デブリードマン」を算定できるものと筆者は考えている．詳細に関しては，診療報酬算定表を参照されたい．また，保険請求に関する解釈は各都道府県の支払基金ごとに異なるため，事前に確認願いたい．

酵素デブリードマン後の深達度評価

酵素デブリードマン後には，その後の植皮などの治療を検討するために，深達度評価は重要である．外科的デブリードマンとは異なり，創部には様々な深達度が生じることが多い．

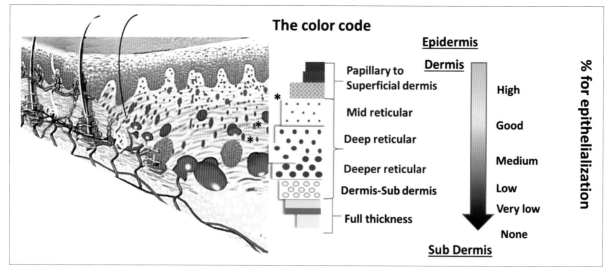

図 1. 皮膚の血管解剖に基づく熱傷深度色分け（Color Code）

（MediWound LTD. より提供）

このため，図1に示すカラーコードを用いて，深達度の評価とその後の治療方針を決定するのがよい．

真皮乳頭層までの深達度であれば（浅達性Ⅱ度熱傷部），暗赤色の色調を示すことが多く，深達性になるほど，次第に色調が薄くなる．真皮網状層では，健常真皮が白色に見え，その中に点状の出血点が見られる．この出血点は，創が深くなるほど大きくなり（深達性Ⅱ度熱傷），時に，凹みのように見える．より深達性では，黄色い脂肪組織が点状に見えるようになり，さらに深くなると脂肪組織が露出して見える．もちろん，深達性であれば，自然上皮化は期待できず，植皮などを要する．

酵素デブリードマン後に生じる pseudoeschar に関して

ネキソブリッドを用いた酵素デブリードマン後に，pseudoeschar と呼ばれる膜が創面上に生じることが知られている．これは，創傷からの浸出液のフィブリンが沈着して形成されたものとされている．

それ以外にも，ドレッシングに使われたものの遺残が原因となる場合があり，特にヨード製剤，銀製剤を用いた場合には，pseudoeschar が形成されやすい．また，この pseudoeschar は比較的深達度の浅い創傷に形成される．このような pseudoeschar は，多くの場合，清潔な創傷の上に生じた，治癒のためのバイオロジカルドレッシングとして機能する．したがって，pseudoeschar を除去する必要はなく，自然脱落を待つのがよいとされる．

Pseudoeschar が形成されたかどうかは，ネキソブリッド除去時の写真との創面の状況の比較で判断する．Post-soaking 後にすでに形成されている症例もある（図2）．

図2の症例では，ネキソブリッド除去時，手背は細かい点状出血が見られ，比較的浅い熱傷であることがわかる．Post-soaking 後には，手背にpseudoeschar が生じている．手関節部は，比較的大きな点状出血で，比較的深い熱傷であり，同部位には pseudoeschar は生じていない．手背は，2週間後にはpseudoeschar は自然脱落し上皮化が確認されるが，手関節部には分層植皮が行われた．Pseudoeschar をなるべく形成させないで管理するためには，スルファジアジン銀クリーム，ヨード製剤，銀を含んだ創傷被覆材などを使用しない方がよい．

酵素デブリードマン後の植皮術に関して

酵素デブリードマン後，いつ植皮術をするかについては，様々な意見がある．

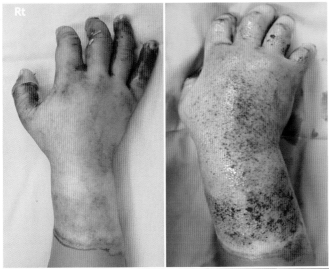
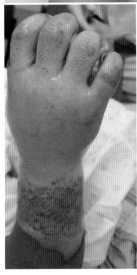
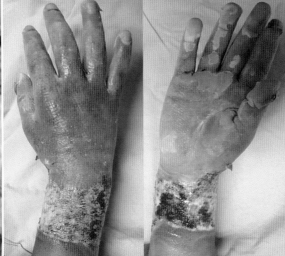
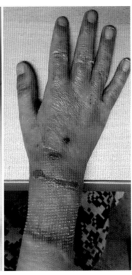

図 2. Pseudoeschar を生じた症例

a	b
c	d	e

a：受傷後
b：ネキソブリッド除去時
c：Post-soaking 後．手背・指部にはすでに Pseudoeschar を生じている．
d：ネキソブリッド施行後 2 週間後．Pseudoeschar を生じていた手背は
　上皮化しており，手関節部の熱傷より浅達性であったことがわかる．こ
　の後，手関節部には分層植皮を行った．
e：手関節部植皮後 3 週間

　　　　　　（Dr. Yaron Shoham, Director of the Burn Unit,
　　　　　　Soroka Medical Center, Israel. のご厚意により提供）

　2020 年のヨーロピアンコンセンサスにては，ネ
キソブリッド使用後 2 日待ってから植皮術を行う
のがよいと記載されている．一方，ネキソブリッ
ドが完全に除去されたなら，その直後からの植皮
術で構わないという意見も多く，本邦でも同日の

植皮で生着を得られている．
　創面の一部に pseudoeschar があり，その部位
も含めて植皮をする場合には，pseudoeschar は，
除去して植皮を行うことが必要である．

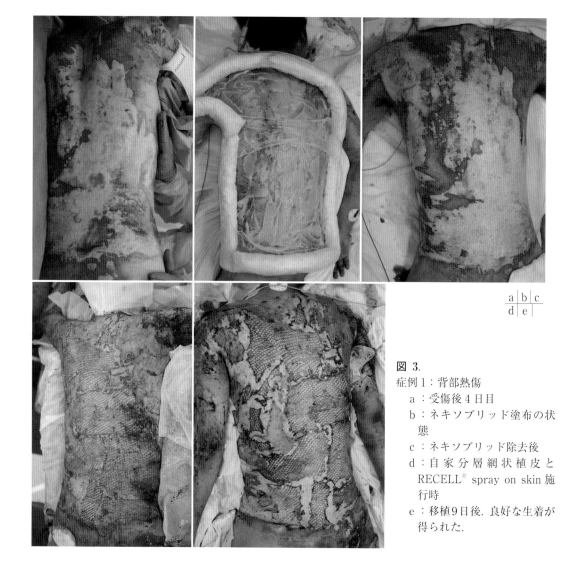

a|b|c
d|e|

図 3.
症例 1：背部熱傷
  a：受傷後 4 日目
  b：ネキソブリッド塗布の状
    態
  c：ネキソブリッド除去後
  d：自 家 分 層 網 状 植 皮 と
    RECELL® spray on skin 施
    行時
  e：移植 9 日後．良好な生着が
    得られた．

症例提示

症例 1：26 歳，男性．背部の Scald burns

受傷後 4 日目に救急要請して来院．初診時の状況．背部は深達性Ⅱ度熱傷とⅢ度の混在熱傷を認める．右腰部は乾燥した焼痂を認める深いⅢ度熱傷を認めた（図 3-a）．

同日より over-night で pre-soaking 施行し，翌日にネキソブリッドで酵素デブリードマンを施行した．手術用の給水棒にポリウレタンフィルムを巻いて，ワセリンの土手の代わりにした（図3-b）．

ネキソブリッド除去時．右腰部の乾燥した焼痂が付着していたⅢ度熱傷部に焼痂が残存した（図3-c）．

翌日に，腰部に残存した焼痂に対しては Versa-jet® で追加のデブリードマンを施行し，その後に自家分層網状植皮と RECELL® spray on skin を施行した（図 3-d，e）．

症例 2：10 か月，男児．足部の Scald burn，Ⅱ度深達性熱傷

手術加療目的に受傷後 7 日目で当科紹介受診，同日入院となった（図 4-a，b）．

入院日の夜間から 0.05％クロルヘキシジンを用いて over-night pre-soaking とし，十分に浸軟が達成された（図 4-c，d）．受傷後 8 日目にネキソブリッドを用いてデブリードマンを行った．

ネキソブリッド塗布開始時．エコープローブカバー内に薬剤を充填し足部を浸した（図4-e～g）．

内果の DDB 領域は散在性に点状出血を認めたが，デブリードマンが不足している部位も確認さ

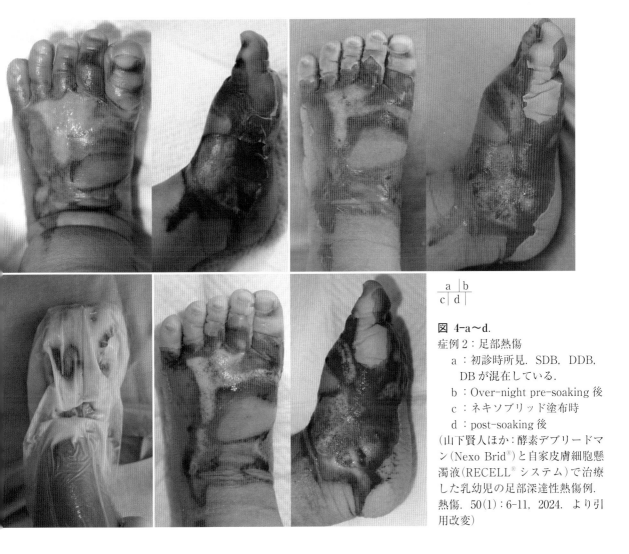

図 4-a〜d.
症例 2：足部熱傷
　a：初診時所見. SDB, DDB,
　　 DB が混在している.
　b：Over-night pre-soaking 後
　c：ネキソブリッド塗布時
　d：post-soaking 後
（山下賢人ほか：酵素デブリードマ
ン（Nexo Brid®）と自家皮膚細胞懸
濁液（RECELL® システム）で治療
した乳幼児の足部深達性熱傷例.
熱傷. 50(1)：6-11, 2024. より引
用改変）

れたために全身麻酔下で，Versajet® を用いて追加のデブリードマンした後に後頚部（生え際）を一部剃毛して採皮した皮膚を用いて懸濁液を作成し RECELL® spray on skin を施行した（図 4-h, i）. RECELL® spray on skin 後 10 日目で全上皮化を確認した（図 4-j, k）. 受傷後 4 か月の状態でも，整容性は高く，拘縮もない（図 4-l, m）.

このようにネキソブリッドによる選択的なデブリードマンと自家皮膚細胞懸濁液 RECELL® spray on skin を用いた治療は，低侵襲で高い整容性を獲得できる可能性がある.

おわりに

ネキソブリッドを用いた酵素デブリードマンは，外科的デブリードマンと比較して，低侵襲で，健常組織を多く残すことができ，理想的なデブリードマンが可能である. しかしながら，酵素反応が十分に行われないとデブリードマン不足にもなる. 更には，pseudoeschar という新たな創状況も生じ得るため，より創面の観察，深達度診断が重要となる. このため，これまでの外科的デブリードマンとは異なった知識や経験が必要である.

参考文献

1) Gurfinkel, R., et al.：Histological assessment of tangentially excised burn eschars. Can J Plast Surg. 18(3)：e33-e36, 2010.
2) Matsumura, H., et al.：The estimation of tissue loss during tangential hydrosurgical debridement. Ann Plast Surg. 69(5)：521-525, 2012.
3) Kakagia, D. D., et al.：The efficacy of Versajet™ Hydrosurgery System in burn surgery. A systematic review. J Burn Care Res. 39(2)：188-

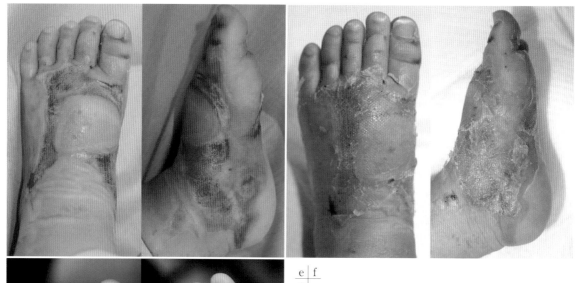

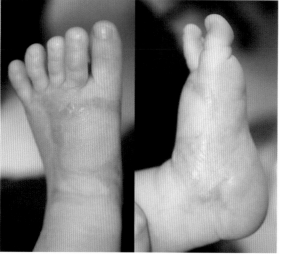

e | f
g |

図 4-e～g.
症例 2：足部熱傷
　e：Versajet® を用いて追加のデブ
　　リードマンした後
　f：RECELL® spray on skin 10 日後
（山下賢人ほか：酵素デブリードマン
（Nexo Brid®）と自家皮膚細胞懸濁液
（RECELL® システム）で治療した乳幼児
の足部深達性熱傷例. 熱傷. 50(1)：6-
11, 2024. より引用改変）

200, 2018.

4) Rosenberg, L., et al.：A novel rapid and selective enzymatic debridement agent for burn wound management：a multi-center RCT. Burns. **40** (3)：466-474, 2014.

5) Rosenberg, L., et al.：Minimally invasive burn care：a review of seven clinical studies of rapid and selective debridement using a bromelain-based debriding enzyme(Nexobrid®). Ann Burns Fire Disasters. **28**(4)：264-274, 2015.

6) Shoham, Y., et al.：Bromelain-based enzymatic burn debridement：A systematic review of clinical studies on patient safety, efficacy and long-term outcomes. Int Wound J. **20**(10)：4364-4383, 2023.

7) Hirche, C., et al.：Eschar removal by bromelain based enzymatic debridement(Nexobrid®)in burns：European consensus guidelines update.

Burns. **46**(4)：782-796, 2020.

8) Korzeniowski, T., et al.：Questionnaire-based study to obtain a consensus from 5 Polish Burns Centers on eschar removal by bromelain-based enzymatic debridement(Nexobrid®)in burns following the 2020 updated European Consensus Guidelines. Med Sci Monit. **28**：e935632, 2022.

9) 科研製薬株式会社社内資料

10) 仲沢弘明ほか：深達性Ⅱ度またはⅢ度熱傷を有する日本人入院患者を対象とした新規壊死組織除去剤 KMW-1 の第 3 相臨床試験成績. 熱傷. **48**(1)：1-11, 2022.

11) Krieger, Y., et al.：Escharotomy using an enzymatic debridement agent for treating experimental burn-induced compartment syndrome in an animal model. J Trauma. **58**(6)：1259-1264, 2005.

PEPARS No.211：63-71, 2024

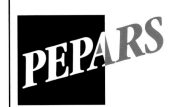

◆特集／まずこの1冊！新しい創傷治療材料を使いこなす

RECELL®

副島　一孝*

Key Words：自家皮膚細胞懸濁液(autologous skin cell suspension；ASCS)，自家皮膚細胞移植術(Spray-On Skin™ Cells)，表皮-真皮接着層(epidermal-dermal junction)，表皮角化細胞(keratinocyte)，タンパク分解酵素 (proteolytic enzyme)

Abstract　RECELL® は少量の皮膚片から自家皮膚細胞懸濁液(autologous skin cell suspension；ASCS)を作製するための新しい治療材料である．キット内にタンパク分解酵素(Trypsin)を至適温度に加温維持する機構を有しており，手術室において短時間で分層皮膚片から ASCS を作製し，その場で自家皮膚細胞移植術(Spray-On Skin™ Cells)を行うことが可能である．細胞培養を行わないので，いつでも必要な時に使用可能である．重症熱傷治療では急性期の自家培養表皮の準備期間にも使用することができ，早期の創閉鎖のための新しい治療オプションとして 2022 年に保険適用となった．また，熱傷治療に際して，その採皮創にも適用可能であり，採皮創の制限が大きい広範囲熱傷症例治療において有用性が期待されている．

はじめに

　広範囲重症熱傷の救命には早期の熱傷壊死組織の切除と皮膚再建が必須である．受傷後7日目以降の創部感染成立後の敗血症への移行が広範囲熱傷症例の最大の死亡原因とされるので可及的早期に感染源である熱傷壊死組織を切除することが肝要であるが，その後の皮膚再建において自家皮膚の絶対的不足に直面する．従来，凍結保存同種皮膚，人工真皮などによる一時的創閉鎖後，限られた健常皮膚採取部を駆使して自家皮膚での創閉鎖を行ってきた[1]．

　1970年代に手技が確立した自家培養表皮移植[2)3)]は健常皮膚採取部の制限を打破する画期的

手法と目され，本邦でも JACE®(J-TEC)が 2007年に薬事承認され熱傷治療の進歩に大きく貢献している．しかしながら，自家培養表皮は作製に3～4週間を要するので急性期の治療に使用することができない[4)5)]．

　その欠点を補う新しい熱傷治療オプションとして期待されるのが RECELL®(Avita medica, 1USA)である．RECELL® は少量の皮膚片から酵素処理によって自家皮膚細胞懸濁液(autologous skin cell suspension；ASCS)を作製するためのキットであり，細胞を直接創面に噴霧する自家細胞移植術(Spray-On Skin™ Cells)を行うための新しい治療材料として本邦でも熱傷治療に対して保険適用となった．細胞培養を行わないので必要な時にいつでも使用可能である．本稿では RECELL® の基本と使い方などについて当科での使用経験も含めて述べる．

---

* Kazutaka SOEJIMA, 〒173-8610　東京都板橋区大谷口上町 30-1　日本大学医学部形成外科，教授

表 1. RECELL® の保険適用

深達性Ⅱ度熱傷創，Ⅲ度熱傷創，気道熱傷，軟部組織の損傷や骨折を伴う熱傷または電撃傷ならびに当該患者における採皮部
① 深達性Ⅱ度熱傷の場合 15%TBSA 以上
② Ⅲ度熱傷の場合 2%TBSA 以上
③ 顔面・手足の深達性Ⅱ度またはⅢ度熱傷
＊15 歳未満においては
① 5%TBSA 以上の深達性Ⅱ度またはⅢ度熱傷
② 顔面・手足の深達性Ⅱ度またはⅢ度熱傷
一連につき 7 キットまで使用可能

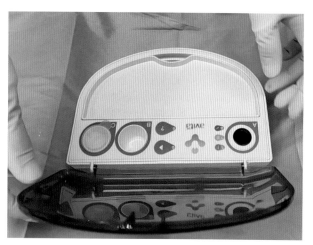

図 1.

RECELL® の基本

　RECELL® はオーストラリアの Wood FM により開発された[1]．彼女達は最小限の自家皮膚による広範囲熱傷創の皮膚再建法を模索していて表皮細胞懸濁液の散布を着想し，ブタに作られた全層皮膚欠損創に 3:1 網状植皮を行うモデルで，網状植皮上に表皮細胞懸濁液（ASCS）を散布する群と培養液のみを散布する群を比較して表皮細胞散布群で治癒が有意に促進されることを示した[6]．その成果を元に CellSpray®（Clinical Cell Culture（C3），Australia）を上市し，2001 年にオーストラリアで，2004 年に欧州で承認された．その後，C3 社は吸収合併され Avita Medical 社となり CellSpray® の後継品としての RECELL® は 2018 年に米国の FDA に承認された[7]．米国での適応は ① 18 歳以上の新鮮 DDB 症例，② 小児あるいは成人のⅢ度熱傷創の治療に際して網状植皮と併用する

場合とされている．本邦では 2022 年 2 月に自家皮膚細胞移植用キット（販売名：RECELL 自家細胞採取・非培養細胞懸濁液作製キット，高度管理医療機器，クラスⅢ）として製造販売承認を得て，2022 年 9 月に保険収載された．その適応は深達性Ⅱ度熱傷創，Ⅲ度熱傷創，気道熱傷・軟部組織の損傷や骨折を伴う熱傷または電撃傷ならびに当該患者における採皮部を対象として，① 15%TBSA 以上の DDB，② 2%TBSA 以上の DB，③ 顔面・手足の DDB または DB であるが，15 歳未満の小児では，① が 5%TBSA 以上の DDB または DB と緩和される．1 症例につき 7 キットまで使用可能である．特筆すべきは熱傷創の治療と並行して採皮部にも使用可能な点である．なお，保険償還価格は RECELL1920（自家皮膚細胞移植用キット・L，最大 1,920 cm^2 の創面の治療が可能）が 897,000 円，RECELL640（自家皮膚細胞移植用キット・S，最大 640 cm^2 の創面の治療が可能）が 836,000 円である．尚，2024 年 6 月 1 日付で医科診療点数表に K013-3 自家皮膚非培養細胞移植術が新設された．

RECELL® の使い方

1．キットの構成

　RECELL® キットは皮膚片を細胞単位に分解するタンパク分解酵素（Trypsin）が短時間に最大限の効果を発揮する至適温度（約 37℃）に加温・維持するためのウェル A，緩衝液を入れるウェル B，濾過した細胞懸濁液を受けるウェル C および酵素処理後に細胞分離作業を行う本体から構成される（図 1）．

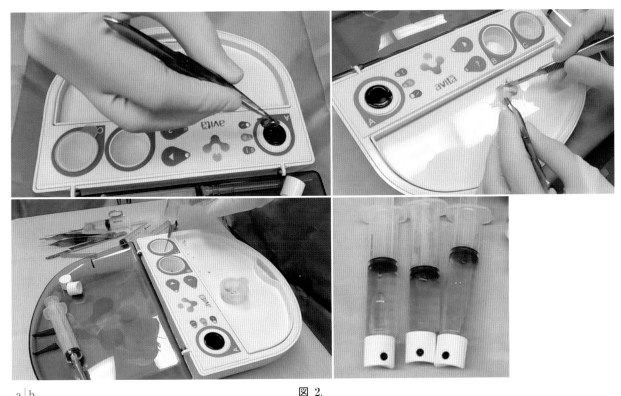

|a|b|
|c|d|

図 2.

2．自家皮膚細胞懸濁液作製の実際

A．準　備

　RECELL® を使用した自家皮膚細胞懸濁液（ASCS）の作製のために，まずキットの準備として，？マークの自己診断ボタンを押して約 30 秒後に▷マークの開始ボタンが点滅することを確認する．次いで，酵素溶液をウェル A，緩衝液をウェル B に注入する．開始ボタンを押すと，オレンジ色の加温ランプが点灯し，ウェル A の酵素溶液の加温が開始され，約 3 分後に加温ランプが消えて緑色の完了ランプが点灯すると酵素溶液は至適温度の 34〜39℃ に維持される．

B．採　皮

　酵素溶液の加温開始と同時進行で採皮を行う．治療対象創面の面積の 1/80，8〜10/1,000 インチ厚程度の薄め分層皮膚を採取する．表皮・真皮接着層の細胞を分離するので真皮を含む分層皮膚片を採取することが重要である．1 キットで 24 cm² までの皮膚を処理可能である．

C．酵素処理と細胞分離作業

　採取した皮膚片を適当な大きさに分割して加温された酵素溶液内（ウェル A）に浸漬する（図 2-a）．15〜20 分間待機後に，皮膚片を取り出し真皮側を下にしてトレイ上に置き，メスを用いてこそぐようにすることで，表皮細胞が容易に削り取れることが確認できれば，ウェル B の緩衝液で洗浄する．その後，同様の手技で皮膚表面をこそぎ取り（図 2-b）表皮細胞を採集し，緩衝液中に懸濁させる．

D．仕上げ

　採集した表皮細胞を懸濁させた緩衝液を注射器で吸い取り，濾過器を通してウェル C に集め，それを再度注射器に採集して（図 2-c），スプレーノズルを取り付けて移植準備完了である（図 2-d）．全行程に要する時間は丁寧に行っても 30〜40 分程度である．我々は，スタッフ 1 人を RECELL® の作業に専従とし，熱傷創のデブリードマンと同時進行で行っている．

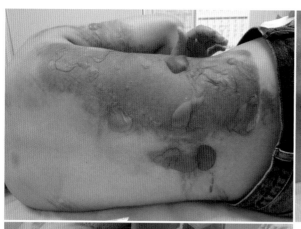
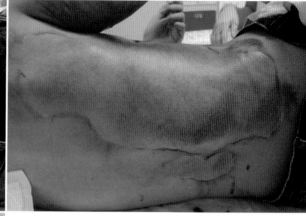
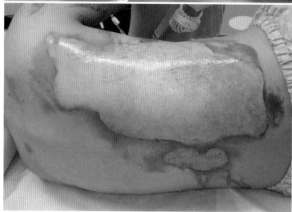

```
a│b
c│
```

図 3-a〜c. 症例 1：24 歳. 女性. 右背部〜側腹部, 胸部 II 度熱傷 10％TBSA

症例提示

症例 1：24 歳, 女性. 右背部〜側腹部, 胸部 II
度熱傷 10％TBSA

調理中にコンロの火が着衣に着火して受傷した
flame burn の症例であり, 受傷当日に当科を受診
した(図 3-a). 水疱を除去して創面を観察したと
ころ DDB が混在していると判断して入院とし(図
3-b), 受傷後 3 日目に手術を行った(図 3-c). 真
皮表層の血流を観察し DDB と診断した部(図 3-
d)を水圧式ナイフ(VERSAJET®, Smith &

Nephew)を用いて可能な限り真皮を温存してデ
ブリードマンし, RECELL® で作製した ASCS を
噴霧した(図 3-e). 創面はエスアイ・メッシュ(アル
ケア株式会社)を 1 次ドレッシング, アダプティッ
ク™ドレッシング(3M 社)を 2 次ドレッシングと
し, その上はガーゼ保護とした. 術後 1 週間目に
開創した時点で順調な上皮化を認め(図 3-f), 術
後 3 週でほぼ上皮化が得られた(図 3-g), 術後 2
か月の時点で一部に炎症が残っているが, 整容的
にも概ね良好な治癒が得られた(図 3-h).

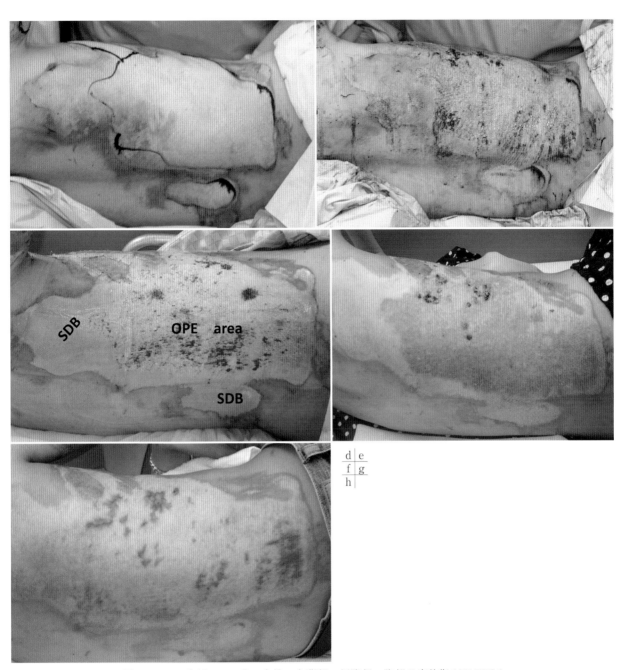

図 3-d〜h. 症例 1：24 歳，女性．右背部〜側腹部，胸部 II 度熱傷 10％TBSA

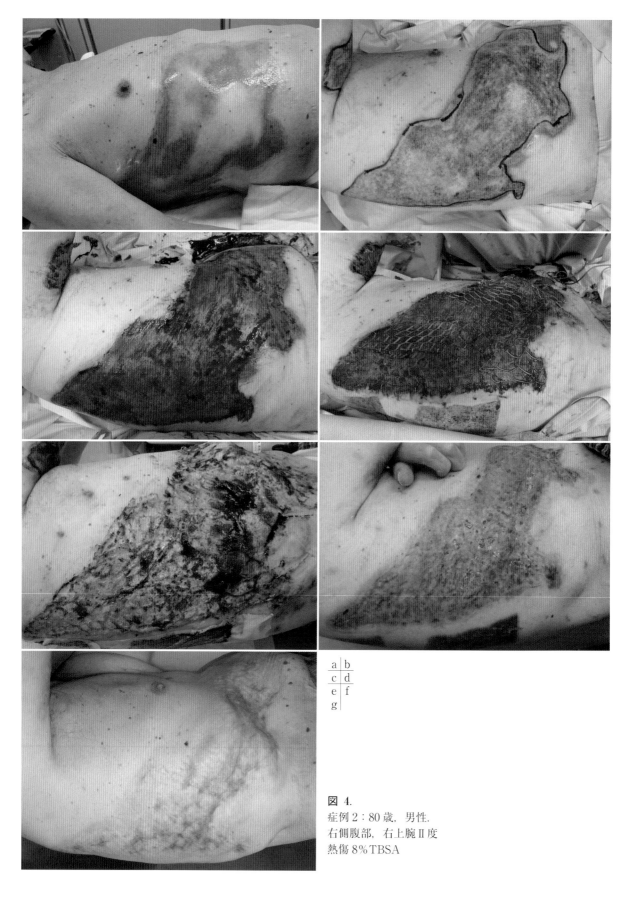

図 4.
症例 2：80 歳，男性.
右側腹部，右上腕 II 度
熱傷 8%TBSA

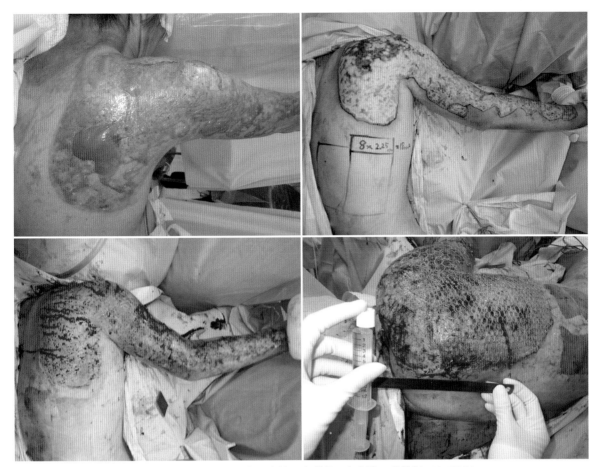

図 5-a〜d. 症例3：83歳，女性．右背部〜右上肢Ⅱ度熱傷11％TBSA

症例2：80歳，男性．右側腹部，右上腕Ⅱ度熱傷8％TBSA

ガスコンロの火が着衣に着火して受傷したflame burn の症例であり，受傷当日に当科を受診し（図4-a），受傷後6日目に手術を行った（図4-b）．連続分層切除を行ったところ，真皮が温存できた部と脂肪が露出した部が混在したので（図4-c），6：1網状植皮を行い，その上からRECELL® で作製したASCSを噴霧した（図4-d）．術後1週間目に開創した時点で植皮の生着は良好であったが，一部にデブリードマンの不足による熱傷壊死組織の残存を認めた（図4-e）．保存的加療により術後1か月目に概ね上皮化が得られ（図4-f），術後8か月経過した時点で瘢痕も成熟化した（図4-g）．

症例3：83歳，女性．右背部〜右上肢Ⅱ度熱傷11％TBSA

自宅火災によるflame burn症例であり，受傷当日に救急搬送され（図5-a），受傷6日目に手術を行った（図5-b）．連続分層切除を行ったところ，大部分で真皮を温存できなかったので，肩〜背部に3：1網状植皮，上肢に6：1網状植皮を行いRECELL® で作製したASCSを噴霧した（図5-d）．術後1週間目に開創した時点で植皮の生着は良好であり（図5-e），術後3週間目には3：1網状植皮部は上皮化が完了したが，6：1網状植皮部は網状植皮の間隙に未上皮化部が一部残存していた（図5-f）．その後，術後1か月目に完全上皮化が得られ（図5-g），術後2か月を経過して時点で肥厚性瘢痕の形成，瘢痕拘縮を認めていない（図5-h）．

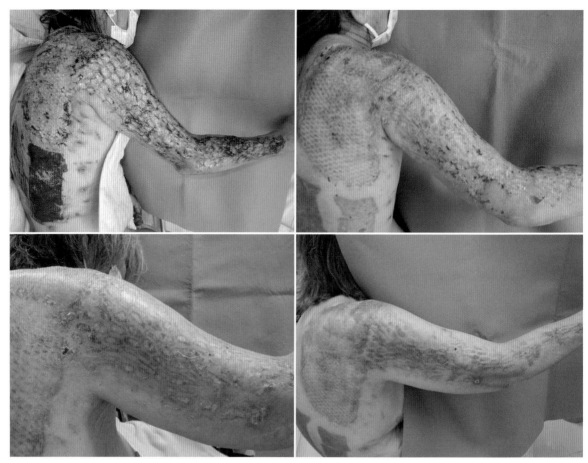

図 5-e〜h. 症例 3：83 歳, 女性. 右背部〜右上肢Ⅱ度熱傷 11％TBSA

e	f
g	h

考　察

　表皮は外層から角質層, 顆粒層, 有棘層, 基底層に区別され, 分裂能と接着能を有するのは基底層の角化細胞(keratinocyte)である. したがって, RECELL® を使用する際には表皮-真皮接着層の keratinocyte を収集することが重要であり, そうすることで表皮細胞, 線維芽細胞, 血管内皮細胞, メラノサイト, ランゲルハンス細胞などの多種の細胞から構成される ASCS が作製される. Wood は RECELL® で作製した ASCS の細胞分画を解析し, 表皮細胞：64.3±28.28％, 線維芽細胞：30.3±14.0％, メラノサイト：3.5±0.5％であり全体の cell viability は 75.5±10.6％であったと報告している[4]. 本邦では熱傷のみが保険適用であるが, 線維芽細胞やメラノサイトなどを含む多種の細胞集団なので創傷治癒促進効果, 皮膚色調および瘢痕の質の改善などにも効果が期待され, 糖尿病性潰瘍[8], 白斑症[9]のみならず, 瘢痕の整容的改善にも有用性[10]が報告されており, 本邦でも今後の適応拡大が期待される.

　熱傷治療における有用性については, Holmes らが米国の 12 の熱傷センターにおいて 101 例の DDB 症例に対して 2：1 網状植皮と RECELL® で作製した ASCS 噴霧のみで治療する部位を作製し比較検討して, 術後 4 週間目の時点での上皮化率は網状植皮 100％, RECELL® 単独治療 94％と有意差がなかったと報告している[11]. また, 採皮部については 2 週目の上皮化率が RECELL® 治療部で 90.0％, 対照群で 67.3％と有意に治癒促進効果が見られたとしている. また, Henry らは植皮を要する 65 例のⅢ度熱傷症例に対して, 網状植皮単独治療と拡大率を上げた網状植皮＋ASCS 治療を同一症例で行い, 8 週目における完全上皮化率を

比較した.その結果,網状植皮単独：65％,高倍率網状植皮＋ASCS：58％と上皮化率に有意差がなかったとし,採皮部もASCS治療群で27％少なくて済んだと報告している[12].我々の経験症例でも,諸家らの報告と同様にDDB症例で真皮を温存できればASCS単独で,Ⅲ度熱傷症例では6：1網状植皮との併用でも問題なく上皮化が得られた.

最後にRECELL®による熱傷治療の医療経済面への効果について,Kowalらはアメリカ熱傷学会の熱傷レポジトリー（American Burn Association National Burn Repository, NBR）のデータを解析して,ASCSの使用により年間14～17.3％の経費削減効果が期待されると報告している[5].経費削減効果は主に手術回数の減少,採皮部面積の減少による創傷管理に要する経費の減少,入院期間の短縮を挙げている.入院期間については,Ⅲ度熱傷40％TBSA症例をASCSを用いて治療すると入院期間が平均28日短縮された（従来の治療例：59日,ASCSを用いた治療例：31日）としている.

まとめ

RECELL®は分層皮膚片から短時間にASCSを作製し,その場で自家皮膚細胞移植術（Spray-On Skin™ Cells）を行うためのキットであり,治療効果,医療経済的効果のいずれにおいても有用性が期待される新しい治療材料である.

参考文献

1) Alexander, J. W. et al.：Treatment of severe burns with widely meshed skin autograft and meshed skin allograft overlay. J Trauma. **21**：433-438, 1981.

2) Rheinwald, J. G., Green, H.：Serial cultivation of strains of human epidermal keratinocytes：the formation of keratinizing colonies from single cells. Cell. **6**：331-343, 1975.
   Summary　ヒト表皮培養法を確立した文献.

3) O'Connor, N. E., et al.：Grafting of burns with cultured epithelium prepared from autologous epidermal cells. Lancet. **1**：75-78, 1981.
   Summary　自家培養表皮移植を重症熱傷症例に行った世界初の報告.

4) Wood, F. M., et al.：Characterisation of the cell suspension harvested from the dermal epidermal junction using a ReCell(R) kit. Burns. **38**：44-51, 2012.
   Summary　RECELL®の開発者による細胞分画解析に関する文献.

5) Kowal, S., et al.：Cost-effectiveness of the use of autologous cell harvesting device compared to standard of care for treatment of severe burns in the United States. Adv Ther. **36**：1715-1729, 2019.
   Summary　RECELL®の医療経済的効果を検討した文献.

6) Navarro, F. A., et al.：Sprayed keratinocyte suspensions accelerate epidermal coverage in a porcine microwound model. J Burn Care Rehabil. **21**：513-518, 2000.
   Summary　ASCSの効果をブタ実験モデルで検証した文献.

7) Holmes, J. H.：A brief history of RECELL® and its current indications. J Burn Care Res. **44**：S48-S49, 2023.
   Summary　RECELL®開発の歴史をまとめた文献.

8) Manning, L., et al.：Wound healing with "spray-on" autologous skin grafting (ReCell) compared with standard care in patients with large diabetes-related foot wounds：an open-label randomised controlled trial. Int Wound J. **19**：470-481, 2022.

9) Cervelli, V., et al.：Treatment of stable vitiligo by ReCell system. Acta Dermatovenerol Croat. **17**：273-278, 2009.

10) Ren, J., et al.：The use of noncultured regenerative epithelial suspension for improving skin color and scars：A report of 8 cases and review of the literature. J Cosmet Dermatol. **18**：1487-1494, 2019.

11) Holmes Iv, J. H., et al.：A comparative study of the ReCell® device and autologous spit-thickness meshed skin graft in the treatment of acute burn injuries. J Burn Care Res. **39**：694-702, 2018.
   Summary　DDBに対するRECELL®治療の効果を検討した文献.

12) Henry, S., et al.：Maximizing wound coverage in full-thickness skin defects：A randomized-controlled trial of autologous skin cell suspension and widely meshed autograft versus standard autografting. J Trauma Acute Care Surg. **96**：85-93, 2024.
   Summary　Ⅲ度熱傷創に網状植皮を行う際にRECELL®を用いると網状植皮の拡大率を上げても良好な治癒が得られることを検証した文献.

J·TEC

J-TEC
Autologous
Cultured
Epidermis

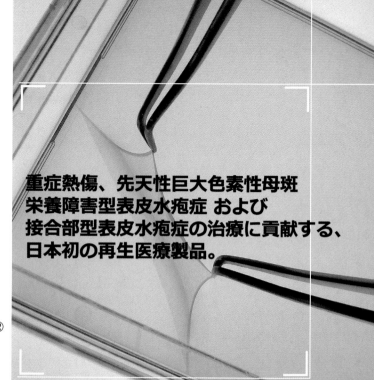

重症熱傷、先天性巨大色素性母斑
栄養障害型表皮水疱症 および
接合部型表皮水疱症の治療に貢献する、
日本初の再生医療製品。

ジェイス®

自家培養表皮

指定再生医療等製品

ジェイス®は、動物由来の原料（ウシ血清、マウス由来細胞及びブタ膵臓由来トリプシン）を用いて製造しています。安全性確保のためにウイルス試験等を実施していますが、動物由来原材料を使用していることに起因する感染症の危険性を完全に排除できないことから、本品は疾病の治療上の必要性を検討の上必要最小限の使用にとどめてください。

ジェイス®は、患者自身の皮膚組織を採取し、分離した表皮細胞を培養しシート状に形成して患者自身に使用する「自家培養表皮」です。

【効能、効果又は性能】

【重症熱傷】

自家植皮のための恵皮面積が確保できない重篤な広範囲熱傷で、かつ受傷面積として深達性Ⅱ度熱傷創及びⅢ度熱傷創の合計面積が体表面の30%以上の熱傷を適応対象としています。
表皮細胞シートは、Ⅲ度熱傷創において、再構築された真皮に適用し創を閉鎖することを目的とします。真皮の再構築は、原則として同種皮膚移植によって行ってください。
なお、深達性Ⅱ度熱傷創への使用は、Ⅲ度熱傷と深達性Ⅱ度熱傷が混在し、分けて治療することが困難な場合に限ります。

【先天性巨大色素性母斑】

表皮細胞シートは、先天性巨大色素性母斑を切除した後の創部に適用し創を閉鎖することを目的とします。

【栄養障害型表皮水疱症および接合部型表皮水疱症】

難治性又は再発性のびらん・潰瘍を有する栄養障害型又は接合部型表皮水疱症の患者を適応対象としています。表皮細胞シートは、難治性又は再発性のびらん・潰瘍部に適用し、上皮化させることを目的とします。

医療従事者専用 ジェイスに関するお問合わせは
TEL: 0533-67-3682
受付時間：9:00〜17:00

ジェイス
承認番号　21900FZX00039001
承認年月日　2007年10月29日
一般的名称　ヒト（自己）表皮由来細胞シート
類別　ヒト細胞加工製品 01 ヒト体細胞加工製品

保険適用　特定保険医療材料

● 効能、効果又は性能、警告、禁忌・禁止を含む使用上の注意等の詳細につきましては、製品添付文書等をご参照下さ

製造販売元
株式会社ジャパン・ティッシュ エンジニアリング　https://www.jpte.co.jp　J-TEC 検索

ジェイス®の使用に関する情報、安全性に関する最新の情報は、ホームページでご確認ください。
<2022年10月

PEPARS No.211：73-80, 2024

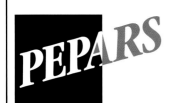

◆特集／まずこの1冊！新しい創傷治療材料を使いこなす

培養表皮
—特徴と有効な使用方法—

加藤　敬*

Key Words：自家培養表皮(cultured epidermal autografts)，デブリードマン(debridement)，同種皮膚移植(allogenic skin graft)，ハイブリッド型植皮(hybrid-type skin grafting)，サンドウィッチ法(sandwich method)，広範囲熱傷(extensive burns)

Abstract　　培養表皮の歴史について述べ，当院で経験した2例を提示した．自家培養表皮の特徴や欠点を述べ，有効な使用方法について考察した．

　1例目では同種植皮後に自家培養表皮単独移植を行っているが，接着が弱く，後日擦過刺激などにより容易に剝離したため自家植皮を追加した．2例目では同種植皮と人工真皮によるサンドウィッチ法，自家植皮とのハイブリッド型植皮など数々の方法を組み合わせて治療を行い良好な結果が得られた．

　デブリードマンが不十分な母床に培養表皮を移植することは経済的にも治療効率的にも全くの無駄である．培養表皮の使用を考慮する場面は，多くがドナーの少ない広範囲熱傷であり，整容面だけに気を取られず計画的に手術をすることが肝要である．また創面の wound bed preparation や真皮様組織の構築も重要である．症例によって条件が異なるが，数々の方法を組み合わせて，可能な限り培養表皮の生着を高める努力が重要である．

序　文

　自家培養表皮が日本で本格的に臨床応用されるようになり10年以上が経った．筆者が形成外科医として働き始めたばかりの頃，臨床治験の現場に居合わせたことを非常に懐かしく感じる．今回は当院での過去の自家培養表皮単独移植の症例，および近年の自家植皮との併用症例を提示し，その特徴や欠点を述べ，有効な使用方法について考察，説明する．

自家培養表皮の歴史

　1975年の Green らによるヒト上皮細胞の培養方法の発見に始まり[1]，1981年には O'Connor により熱傷に対する臨床応用が報告されている[2]．1984年には Gallico により TBSA 97%以上の男児2名を腋窩のごく僅かのドナーから作った培養表皮で救命した報告がなされ，重症熱傷への有用性が認知された[3]．日本では1985年，熊谷らが広範熱傷に対する培養表皮の移植を報告しているのが最初となる[4]．その後愛知県蒲郡市の株式会社ジャパン・ティッシュエンジニアリング（以下，J-TEC）が2003年に治験を開始，2007年に自家培養表皮ジェイス®の製造販売承認を受け，2009年に重症熱傷に対する保険収載を受け，その後全国的に普及している．

培養表皮の適応疾患

　保険上での適応は，DDB＋DB の合計面積が30%以上の熱傷，先天性巨大色素性母斑（例えば体表面積の5%を超えるなど，既存の治療法では母斑の切除に対応しきれない場合），栄養障害型表皮水疱症および接合部型表皮水疱症（4週間程度持続しているびらん，潰瘍など）とされている[5]．当院では熱傷の患者が非常に多いが，その他2つの疾患での使用経験は少ないため，今回は熱傷についての経験を中心に述べる．

＊ Takashi KATO，〒457-8510　愛知県名古屋市南区三条1-1-10　JCHO 中京病院形成外科，部長

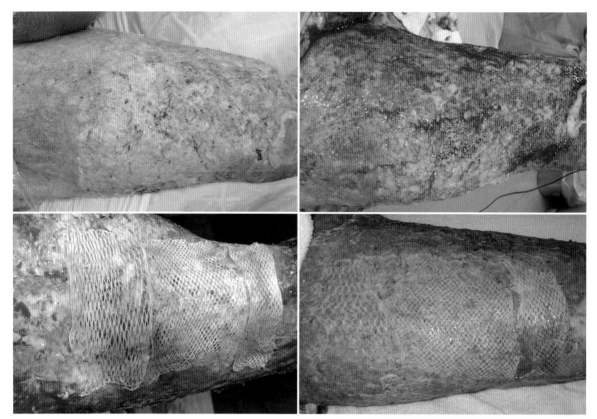

図 1-a〜d．症例1：33歳．52%TBSA．着衣への引火にて受傷
a：受傷46日目，同種植皮術前，右大腿の状態
b：デブリードマン後の様子．この際に培養表皮作成用の採皮を行っている．
c：同種皮膚を移植したところ
d：同種皮膚移植後10日目の状態

a	b
c	d

症例提示

症例1：33歳，男性

着衣への引火による受傷，頚部，体幹，両大腿に52%TBSAの熱傷にて救急搬送された．初期輸液などによる全身管理の後，受傷11日目に初回のデブリードマン，自家分層植皮を頚部，体幹に対して行い全身状態の安定を得た．まだ治験段階の時期であり使用枚数に限りがあったため，残された両大腿に対してのみ自家培養表皮移植を計画した．受傷25日目に両大腿を筋膜上でデブリードマンを行い，受傷46日目には培養表皮作成用の採皮および凍結保存同種皮膚移植を行った．受傷67日目には自家培養表皮の単独移植を行った．培養表

皮は問題なく均一に生着したが，その接着は弱く，後日擦過刺激などにより容易に剥離したため自家植皮を追加した（図1）．

症例2：28歳，男性

粉塵に引火して受傷，80%TBSAにて救急搬送された．搬送当日および翌日に緊急手術を行い，顔面の一部を除く熱傷による壊死部を除去，1年程度の経過の中で同種移植2回，培養表皮移植9回を含む合計14回の手術を行い，救命に至った．今回は背部の治療について詳細を説明する．初回デブリードマン後にはwound bed preparation（以下，WBP）を行っており，病床で壊死組織除去を機械的，化学的にこまめに続け，清浄化した部分には人工真皮（テルダーミス®）を医療用ステー

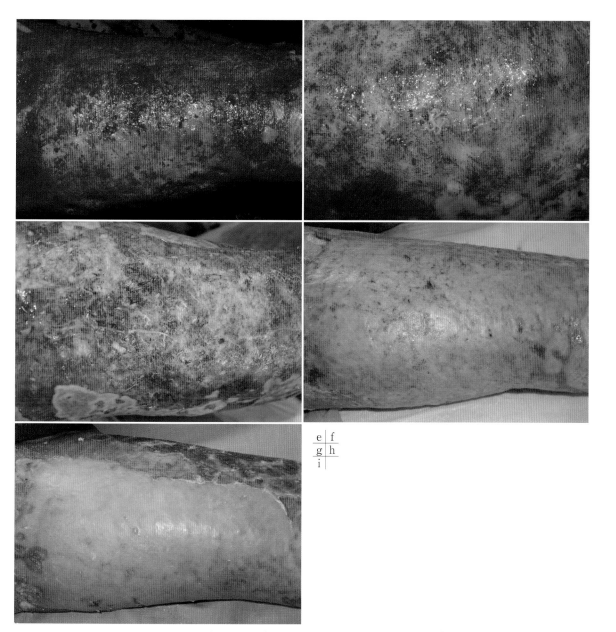

図 1-e〜i. 症例 1：33 歳，52％TBSA．着衣への引火にて受傷
e：受傷 67 日目，培養表皮移植前の創面の状態 ①．良好な真皮様組織が構築
　されている．
f：培養表皮移植前の創面の状態 ②．部位によって同種植皮の真皮成分が残存
　しているのが肉眼で確認できる．
g：培養表皮移植後の状態
h：受傷 74 日目，培養表皮移植後 1 週の状態．生着が得られている．
i：受傷 88 日目，培養表皮移植後 3 週の状態．均一な上皮化が得られているも
　のの，周囲の自家植皮片と比べて弱く，擦過刺激で容易に剝離される．

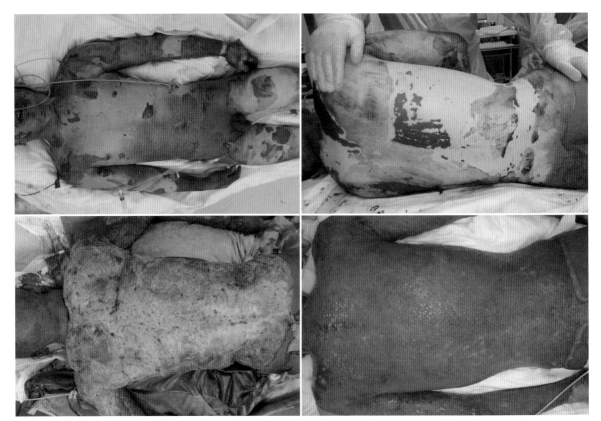

図 2-a～d. 症例 2：28 歳，男性．80％TBSA．粉塵爆発による火炎による受傷

<table>
<tr><td></td><td>a</td><td>b</td></tr>
<tr><td></td><td>c</td><td>d</td></tr>
</table>

a：救急搬送時の前面の状態
b：救急搬送時の背面の状態．広範なⅢ度熱傷であった．
c：受傷翌日の初回デブリードマン後の状態
d：受傷 85 日同種移植直前の背部．初回デブリードマン後より人工真皮貼付や
　maintenance debridement を行い WBP に努め，良好な肉芽組織に覆われて
　いる．

プラで固定するなどして母床の環境を丁寧に整えた．受傷 85 日目には同種皮膚移植に対して人工真皮を使ったサンドウィッチ法[10]を行っている．受傷 204 日目には自家植皮と培養表皮のハイブリット型植皮を行い良好な上皮化を得た．受傷 13 か月の退院時には，全身の瘢痕は比較的に柔軟で，可動域制限が多少あるものの，FIM(Functional Independence Measure)は 126/126 点であり，日常生活ができている(図 2)．

考　察

1．培養表皮の特徴と欠点

自家培養表皮ジェイス[®]はブタ由来のトリプシンで分散させた自家表皮細胞を，ウシ胎児血清内でマウス線維芽細胞由来の 3T3 細胞をフィーダーとして培養したものである[1)5)]．表皮細胞のみの単層シートであるが故に，通常の自家植皮片とは異なり，皮膚組織として完成されたものでないことを認識しなければならない．単体では組織へ接着しにくいため，この欠点を補うために真皮様組織の再構築をすることが重要と言われている[6)]．しかし症例 1 のように同種移植による真皮用組織の再構築後であっても培養表皮単独移植では弱くもろい表皮になることが多いため，現状では自家植皮と培養表皮のハイブリッド型植皮が主流となっている．培養表皮そのものを生着させるというよりは，少ない自家植皮片(パッチ，6 倍メッシュなど)に対する補助，賦活，細胞治療薬と

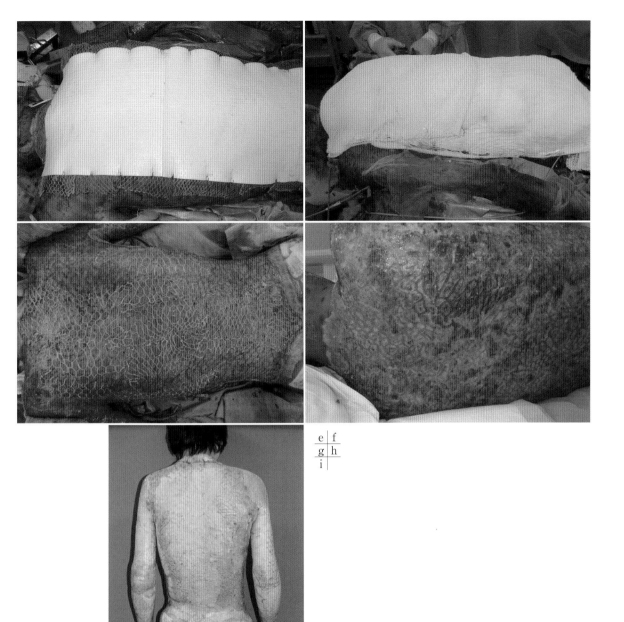

図 2-e～i. 症例 2：28 歳，男性. 80％TBSA. 粉塵爆発による火炎による受傷

e：同種植皮を行い，その上から人工真皮で固定した状態，サンドウィッチ法を参考にしている.

f：サンドウィッチ法の上層はネット包帯を使用したタイオーバー固定を行った.

g：受傷 204 日目，培養表皮移植直前の自家植皮を移植した状態. この上層を培養表皮で被覆した.

h：受傷 223 日目. 自家植皮は少なからず生着し，メッシュ間隙に上皮の伸展が見られる.

i：受傷 13 か月. 培養表皮を行った背部や上肢などの瘢痕は比較的に柔軟で，現時点で腋窩や頚部に多少の拘縮はあるが，日常生活であれば大きな支障はない.

して使用するという考え方で使用する方がよいだろう.

培養表皮の作成には約3週間の日数がかかることも重要な特徴である. 受傷早期に施工できないことが欠点ではあるが, 下記に述べる準備期間が多いという側面もある.

2. デブリードマンとWBPの重要性

当然のことだが, 壊死組織の上にはあらゆる組織が生着しない. デブリードマンが不十分な母床に培養表皮を移植することは経済的にも治療効率的にも全くの無駄である. 形成外科ではその特性より整容面を重視するため, 剃刀類(水流式デブリードマンを含む)によるZone of stasisの部分を極力残す焼痂部分切除(接線切除, Tangential excision)を選択する場面が多いが, それは受傷早期に十分な量の自家組織が用意できることが大前提である. 培養表皮の使用を考慮する場面は, 多くがドナーの少ない広範囲熱傷であり, 生命予後を左右する可能性があるためできる限り早期に確実に壊死組織を除去することが望まれる. 部位によっては電気メスを使用した正常組織合併切除(筋膜切除:fascial excision)や, 出血を制御し得る部位であれば剃刀類を使用した焼痂全切除(連続切除:sequential excision)を優先して選択する必要がある. 整容面だけに気を取られず計画的に手術をすることが肝要である[7]. また, 受傷機転, 患者の全身状態によって壊死深度が最初のデブリードマンの見立てとは経時的に異なってくる場合も少なくない. 経時的な創部の観察を欠かさず, 状況によって追加デブリードマンをまめに行うことも重要である.

また培養自体が3週間を要することは反面, 十分な準備時間があるということでもある. 以前は開放創での全身管理に対する抵抗が大きく, 確実なデブリードマンやWBPがなされないまま即時に自家植皮や培養表皮移植を行われていたため, 生着率の低下につながっていたのではないだろうか. 近年は人工真皮をはじめとした医療材料が充実してきていることもあり, 以前より開放創での

創傷管理が発達している. たとえ筋膜や骨膜など深部組織が露出した状態であっても時間をかけて湿潤環境や乾燥環境を使い分け, WBPを入念に行えば, 培養表皮, 自家植皮を生着させるよい母床形成をすることができる.

3. 真皮様組織の構築

培養表皮を生着させるには必要であると言われている真皮様組織には, 真皮組織のマトリクスを再現する同種皮膚移植が理想とは言われている[6]. しかし本邦では同種皮膚の提供, 供給に対する壁もあり, 代わりに人工真皮が用いられることが報告され[8], 多くの施設で行われている. 当院ではドレナージ孔とシリコン膜の厚みや硬さが固定に便利なため, ドレーン孔タイプのテルダーミス® を使用している. 臨床上は新生血管や線維芽細胞を多く含む良好な肉芽組織は真皮様組織とほぼ同等と考えてもよいと考えている. 前項で述べた確実なデブリードマン, ドレーン孔タイプの人工真皮などを利用したWBPのみでも大方の代替が可能であろう. しかし状況が許せば症例2のように同種植皮も総動員して培養表皮の母床を作ることが, 瘢痕の質に関わる皮膚の再構築の側面からは重要である.

5. サンドウィッチ法について

元々は同種植皮で自家植皮を覆う方法として報告されているが[9], 同種植皮の壁が高い日本において同種植皮の代わりに人工真皮を用いた方法が開発, 報告されている[10]. 組織学的に自家高倍率メッシュの間隙には真皮様組織が構築されており, 上皮化の礎となるとその報告にある. 症例2ではさらに応用して同種植皮間隙を人工真皮で覆う形で行い, 真皮様組織の再構築に使用している.

組織学的に逆転しているため形成外科医としては, 上皮の埋入による粉瘤などの発生を懸念してしまうが, 実際は上皮の上に重なる人工真皮は早期に脱落するため, 特に問題にはならない.

そもそも殿部, 背部などは植皮の固定が難しく, 過剰な湿潤環境になりやすく生着率が悪い. 小範囲であれば陰圧療法などによる固定も有効だ

表 1. 培養表皮移植のための手技

1．入念なデブリードマンと WBP
2．真皮様組織の再構築
(a) 同種皮膚移植
真皮様組織の構築のための推奨手技
日本では供給の問題もあり実施しにくい側面がある
(b) ドレーン孔タイプの人工真皮
感染制御のため必ずドレーン孔タイプの製品か，ドレナージ加工をした方がよい
比較的容易に準備，使用が可能
3．培養表皮移植方法
(a) 培養表皮単独移植
組織への接着力が弱く，真皮様組織の構築が必須
自家植皮採皮部が僅かな場合の手段
(b) ハイブリッド型植皮(高倍率メッシュなどの自家植皮＋培養表皮)
現状で最も推奨される方法，先に真皮様組織の構築をした方がよいが，なくともある程度生着する
自家組織に余裕があれば，部位によって低倍率メッシュなどを使用すると整容的にも機能的にもよい
4．人工真皮サンドウィッチ法
メッシュ間隙の真皮様組織を構築することで，高倍率メッシュの自家組織を補助する方法
同種植皮片を使用すれば，培養表皮移植前の真皮様組織構築に使用できる
背部，殿部などの移植片固定に有用

が，広範熱傷ではテープを貼り付ける余裕がないため実施が難しい．サンドウィッチ法は人工真皮の母床組織への接着により固定性がよく，組織からの滲出液を減らす効果もあるため，殿部，背部には特に有用である．

なお，適応外使用を避けるため，真皮欠損用グラフトは1局所に2回を限度として使用している．

6．術後の保存療法について

創傷被覆剤の使用について検討した論文もあるが[11]，当院では接触面はシリコンゲルメッシュ(エスアイ・メッシュ®)を使用し，その上層は湿潤環境を調節するために通常の乾ガーゼを使用している．浸軟した上層のガーゼを手術翌日より1週間程度，連日交換をしている．図2-f の写真のごとくネット包帯を使用すると，日々の交換が容易である．培養表皮はシート状の形状によりドレナージが悪いため，あまり湿潤が強いと感染に繋がりやすい．移植時にシートに小さなドレナージ孔を開けることくらいは可能だが，孔が多いと形が崩れてしまう．そもそも乾燥環境の方が角化が促進しやすいこともあり，全体にドライサイドに管理することが推奨される．

7．瘢痕について

皮弁，全層植皮などが瘢痕修復の理想であるが，広範囲熱傷の限られたドナーでの実施は難しい．しかし培養表皮移植後の患者で，症例2のごとく移植後の瘢痕が意外と柔軟であることをよく経験する．培養表皮と6倍メッシュ自家植皮のハイブリッド移植後の瘢痕を組織学的に検証し，メッシュ間隙に自家真皮組織の進展が見られた報告[12]や柔軟性について調べた報告[13]がある．自見例でも培養表皮が細胞治療薬として，自家真皮細胞の増幅や幹細胞からの真皮再生を促しているのではないかという希望的観測の反面，長期のストレス環境，免疫不全状態による肥厚性瘢痕の形成不全なども要素として考えられる．とは言え形成外科的に今後も大きな期待を寄せたい側面ではある．

まとめ

真皮様組織の構築を含め，当院でも培養表皮の使用に際してよく行う手技をまとめる(表1)．高価な治療でもあるため，あらゆる方法を駆使して有効に活用しなければならない．

参考文献

1) Rheinwald, J. G., Green, H.：Serial cultivation of stains of human epidermal keratinocytes：The formation of keratinizing colonies from single cells. Cell. **6**：331-344, 1975.
　Summary　マウスの 3T3 細胞を使いヒト表皮細胞の培養に初めて成功したという論文.

2) O'Connor, N. E., et al.：Grafting of burns with cultured epithelium prepared from autologous epidermal cells. Lancet. **1**：75-78, 1981.
　Summary　ヒト培養表皮の熱傷に対する初めての臨床応用.

3) Gallico, G. G. 3rd., et al.：Permanent coverage of large burn wounds with autologous cultured human epithelium. N Engl J Med. **311**：448-451, 1984.
　Summary　TBSA 97％を超える男児2名を腋窩に僅かに残った皮膚から救命したという報告.

4) 熊谷憲夫ほか：ヒト培養表皮に関する研究：自家培養表皮移植による広範熱傷創の治療. 日形会誌. **5**：463-474, 1985.
　Summary　ヒト培養表皮の広範熱傷に対する日本で初めての移植を報告.

5) 指定再生医療等製品：ジェイス®, ヒト(自己)表皮由来細胞シート, ヒト細胞加工製品 01 ヒト体細胞加工製品, 承認番号：21900FZX00039001, 2022年(第13版), 2021年(第12版)
　Summary　ジェイス®の添付文書.

6) Cuono, C., et al.：Use of cultured epidermal autografts and dermal allografts as skin replacement after burn injury. Lancet. **1**：1123-1124, 1986.
　Summary　同種移植による真皮組織構築後に培養表皮を行った報告.

7) 加藤　敬ほか：出血制御と整容, 機能性を両立するためのデブリードマン手技分類. 日本形成外科学会ビデオライブラリー：https://mypage.sasj2.net/site/video/jsprs/index.html
　Summary　デブリードマンの手技を壊死組織の切除方法に基づいて再分類, 症例によって適切なデブリードマン計画をする方法について述べている.

8) 日原正勝ほか：【熱傷の初期治療とその後の管理の実際】自家培養表皮の使用とその応用(各論：ジェイス®). PEPARS. **47**：50-60, 2010.
　Summary　同種移植を用いない2つの方法, 人工真皮による真皮再構築, 自家組織と培養表皮のハイブリッド型移植について述べている.

9) Alexander, J. W., et al.：Treatment of severe burns with widely meshed skin autograft and meshed skin allograft overlay. J Trauma. **21**：433-438, 1981.
　Summary　自家植皮を同種植皮で覆い移植固定する方法とその組織学的所見を述べている.

10) 池田弘人ほか：人工真皮の移植変法—人工真皮サンドウィッチ法—の有用性について. 熱傷. **44**：217-225, 2018.
　Summary　人工真皮サンドウィッチ法の説明と, その組織学的な検証を行っている.

11) 王丸陽光ほか：広範囲熱傷における培養表皮移植後の局所管理—創傷被覆剤についての検討—. 熱傷. **43**：44-51, 2017.
　Summary　培養表皮に4種類の創傷被覆材を使用, 比較検討している.

12) Hayashi, M., et al.：Changes in dermal structure during cultured epidermal autograft engraftment process. Plast Reconstr Surg Glob Open. **4**：e870, 2016.
　Summary　ハイブリット型植皮後の瘢痕を組織学的に調べ, 自家組織からの真皮伸展を確認している.

13) 林　稔ほか：自家培養表皮ジェイス®使用症例に対する瘢痕の検討—皮膚粘弾性測定装置(キュートメーター®)を用いた移植部瘢痕の伸展性, 弾力性の計測—. 熱傷. **39**：306-312, 2013.
　Summary　ハイブリット型植皮後の瘢痕を機械的に調査して, その柔軟性などを検証している.

PEPARS No.211：81-88, 2024

◆特集／まずこの１冊！新しい創傷治療材料を使いこなす

MEEK™植皮

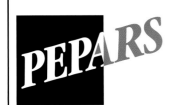

大島 純弥*

Key Words：MEEK™, 熱傷(burn), 広範囲熱傷(extensive burn), 植皮術(skin graft), 生着率(survival rate)

Abstract 広範囲の皮膚欠損創に対して分層植皮を行う際, 本邦においてはメッシュダーマトームによるメッシュ加工やパッチ植皮により被覆面積を拡大させるのが一般的であった. 近年植皮片の加工にMEEK™システムを用いたMEEK™植皮が使用可能となった. MEEK™システムは効率よく高倍率に植皮片を拡張し用いることができ, 植皮片の取り扱いも容易である. また感染にも強く, 下床の血流が乏しい状態でも生着率が高い上, 上皮化までの期間が早い可能性がある. 専用機械の購入やドレッシングを含めた手技習得などの問題はあるが, 採皮部が限定される広範囲熱傷において有効な選択肢であると考える.

はじめに

広範囲の皮膚欠損創に対して分層植皮を行う際, 本邦においてはメッシュダーマトームによるメッシュ加工やパッチ植皮により被覆面積を拡大させるのが一般的であった. MEEK™植皮片カッターおよびMEEK™拡張器(以下, MEEK™システム)は効率的な自家皮膚での被覆面積拡大が可能であり, 諸外国ではMEEK™システムを用いた皮膚拡張も多く報告されている. 本邦においても臨床での使用が2020年より可能となった[1)2)]. 本稿ではMEEK™システムを用いたMEEK™植皮の手術手技, 特徴, 適応と具体的な臨床例について解説する.

MEEK™システムとは

Meek™植皮の原型は1958年にMeekが初めて報告した専用のカッターを用いて分層採皮片を数mm四方に裁断し, 専用の拡張器で拡張させる術式である[3)]. その後1993年にKreisらが接着剤を併用したmodified Meek graft techniqueを報告し[4)], この方法が現在広く普及している. Meek™植皮に使用する専用のカッターと拡張器, 専用のスプレー状接着剤(図1-a〜c)をMEEK™システムと総称する.

手術手技

採皮は通常の電動ダーマトームを用い8〜12/1,000 inchの厚さで採皮を行う. 皮膚片の加工はMEEK™システム(センチュリーメディカル/Humeca)を使用する. 皮膚片を42×42 mm大のコルクと同じ大きさに切り(図1-d〜f), 真皮面をコルクに貼付後専用の機器で3×3 mmの植皮片196枚に裁断する. MEEK™カッターは手動式と

* Junya OSHIMA, 〒305-8575 つくば市天王台
1-1-1 筑波大学医学医療系形成外科, 病院講師

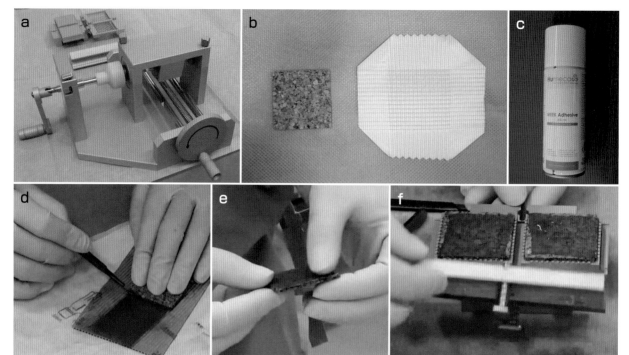

図 1. MEEK™植皮の実際 1

a：MEEK™カッター
b：MEEK™拡張器
c：専用スプレー状接着剤
d：シート状に採皮した皮膚をコルクの大きさに合わせてメスで切る.
e：シワがないようコルク上に均一に広げる.
f：MEEK™カッターにコルクをセットする.

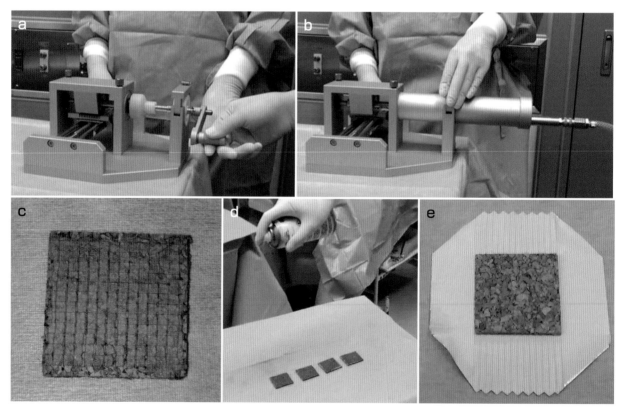

図 2. MEEK™植皮の実際 2

a：手動式 MEEK™カッター
b：空圧式 MEEK™カッター
c：3×3 mm の植皮片 196 枚に裁断した後
d：専用スプレー状接着剤を噴霧する.
e：接着剤が乾いたあと MEEK™拡張器へ貼り付ける.

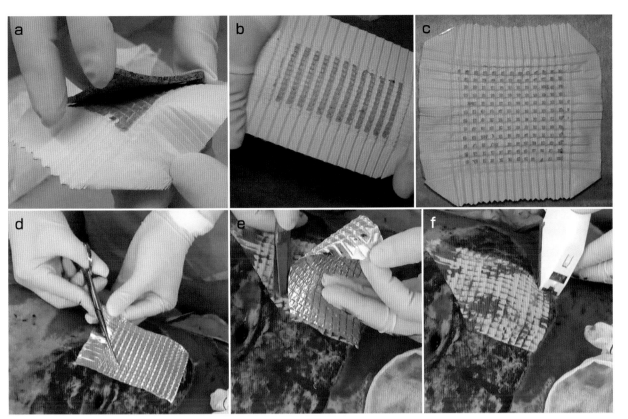

図 3. MEEK™植皮の実際 3
a：コルクを剝がすと，皮膚片がコルクから拡張器のガーゼに接着する．
b：用手的に引っぱり，細かく折りたたまれている MEEK™ガーゼを拡張させる．
c：拡張後
d：熱傷創に合わせたトリミングも容易である．
e：ホイル台紙を除去
f：皮膚辺縁をステープルなどで固定する．

（文献 1 より改変引用）

空圧式が販売されており，空圧式を用いると 1 人で素早く植皮片の裁断が可能である（図 2-a, b）．裁断した植皮片に（図 2-c）スプレー状接着剤を噴霧後（図 2-d），表皮面を MEEK™拡張器へ張り付ける（図 2-e）．コルクのみを除去したのち，MEEK™拡張器を用手的に拡張させる（図 3-a〜c）．拡張器は拡張時の補強のための「ホイル台紙」と皮膚片を接着させる「ナイロンシート（MEEK™ガーゼ）」の 2 層構造である．MEEK™ガーゼを皮膚欠損部へ貼付し，ホイル台紙を除去し，辺縁を皮膚ステープルで固定する（図 3-d〜f）．

MEEK™システムの特徴

MEEK™システムの特徴は限られた植皮片を効率よく高倍率に拡張できる点である．メッシュダーマトームを用いても植皮片の拡張が可能であるが 1.5 倍，3 倍メッシュ加工時の実際の組織拡張率はそれぞれ 1.2 倍，1.5 倍程度であり[5]，期待する拡張率とは乖離がある上，拡張率が高くなるほどその確実性も低くなる[6]．一方 MEEK™システムでは拡張後の面積が拡張器によって規定されており，手術計画が立てやすい（図 4-a）．拡張率

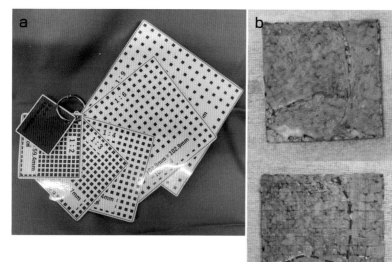
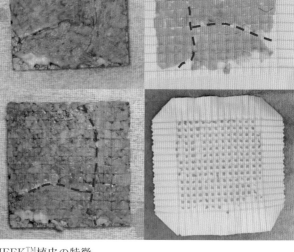

図 4. MEEK™植皮の特徴
a：拡張前後面積のテンプレート．テンプレート通りの拡張が可能である．
b：加工時に余った小さな植皮片を集めて使用することで無駄も少ない．（左上：コル
　クへ 3 つの小皮膚片を貼付，左下：裁断後，右上：シート接着後，右下：拡張後）

は 2 倍から最大 9 倍まで症例によって選択できる．
また拡張器が台紙となる上，そのまま移植後のコ
ンタクトレイヤーとなるため，高倍率に拡張した
小さな植皮片の取り扱いも容易である．さらに，
加工時に余った小さな植皮片を集めてコルク台紙
に乗せ，3×3 mm に裁断することができるため，
限られた植皮片を有効に使用できる（図 4-b）．

　MEEK™システムで作成した植皮片は小さな
パッチ植皮の利点をもつことも特徴である．
Hsieh らは相互に接続されたメッシュ植皮に比べ
小さなパッチ植皮の方が微生物の侵入に対し耐性
がある可能性を述べている[7)8)]．また小さな植皮片
は組織代謝要求が低いため，下床の血流が乏しい
状況でも生着率が高いとの報告もある[9)]．
MEEK™システムを使用した場合，同じ拡張率の
メッシュグラフトに比べ，植皮片間の距離が近い
MEEK™の方が完全上皮化までの日数が短いこ
とも利点の 1 つと考える[1)8)]．

　MEEK™システムのデメリットは上皮化後に
水玉様の外観を呈する可能性があること，作業工
程が複雑であることである[6)]．また作業工程の習
得にはある程度の経験が必要である．

MEEK™植皮の適応

　効率のよい皮膚拡張が可能であるため，採皮部
が限られた広範囲熱傷の体幹部，四肢がよい適応
と考える．また MEEK™シートの取り扱いが片手
でも容易であり，植皮片の貼付とドレッシングが
同時にできるため，四肢の裏面や側胸部などに有
用である．

　一方植皮片は MEEK™シートに接着剤で固定
されているため，細かい凹凸のある部位や関節周
囲などの可動部では，創面との有効な密着が得ら
れない可能性があるため注意が必要である．また
水玉様外観を呈するため顔面への使用は避けてい
る．

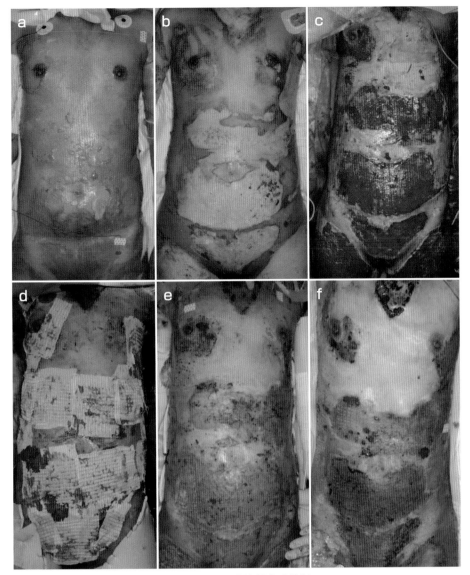

図 5. 症例 1：胸腹部火炎熱傷

a：受傷当日搬送時
c：受傷 30 日目，手術時．人工真皮フィルム除去後
e：植皮後 14 日，MEEK™植皮の生着は良好である．

b：受傷 5 日目，デブリードマン，人工真皮貼付前
d：受傷 30 日目，MEEK™植皮を施行した．
f：植皮後 4 週，おおむね上皮化が得られた．

代表症例

症例 1：44 歳，女性．胸腹部火炎熱傷

灯油をかけられた後，着衣に火をつけられ受傷．近医を経由し当院へ救急搬送された．胸腹部，背部，両側上肢，両側大腿前面に 52％TBSA の深達性Ⅱ度熱傷（DDB），全層熱傷（DB）を認めた（図5-a）．

胸腹部熱傷に対して，受傷 5 日目にデブリードマン（図5-b），人工真皮を貼付したのち，受傷 30 日

目に植皮術を施行した．人工真皮のフィルムを除去したのち両側下腿皮より 10/1,000 inch の皮膚を採取し 6 倍 MEEK™で皮膚欠損部を被覆した（図5-c, d）．植皮後 4 日目に MEEK™ガーゼのみを残して上層ドレッシングを交換した．植皮後 8 日目に MEEK™ガーゼを除去した．植皮片の生着は良好であった（図5-e）．以後ワセリン基剤による wet dressing とし数日おきに創処置を行った．植皮後 4 週時，一部皮膚欠損を認めるがおおむね上皮化が得られ，一般病院へ転院となった（図5-f）．

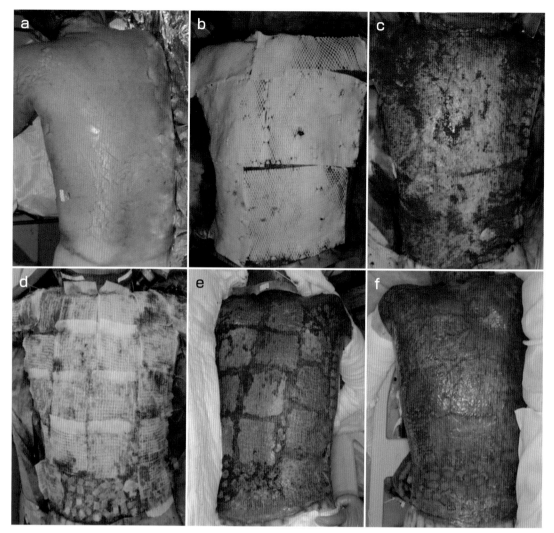

図 6. 症例 2：背部火炎熱傷
　　a：受傷当日搬送時
　　b：受傷 7 日目，デブリードマン，人工真皮貼付後
　　c：受傷 24 日目，人工真皮フィルム除去後
　　d：受傷 24 日目，MEEK™植皮を施行．一部パッチ植皮も併用している．
　　e：植皮後 18 日．MEEK™貼付部位はほぼ上皮化が得られている．
　　f：MEEK™植皮後 9 週，完全上皮化が得られている．

症例 2：60 歳，男性，背部火炎熱傷

　段ボールを燃やす際，誤って着衣に引火し受傷．当院へ救急搬送された．背部を中心に前胸部，両側上肢に 40%TBSA の DDB，DB を認めた（図 6-a）．

　背部熱傷に対して，受傷 7 日目にデブリードマン，人工真皮貼付ののち（図 6-b），受傷後 24 日目に植皮術を施行した．人工真皮のフィルムを除去したのち後頭部より 8/1,000 inch の皮膚を採取し

6 倍 MEEK™で皮膚欠損部を被覆した（図 6-c，d）．植皮後 4 日目に MEEK™ガーゼのみ残して上層ドレッシングを交換した．植皮後 11 日目にMEEK™ガーゼを除去した．植皮片の生着は良好であった（図 6-e）．受傷後 45 日目に他部位手術の際に残存する背部皮膚欠損部にパッチ移植を施行した（図 6-f）．MEEK™植皮後 12 週で転院となった．

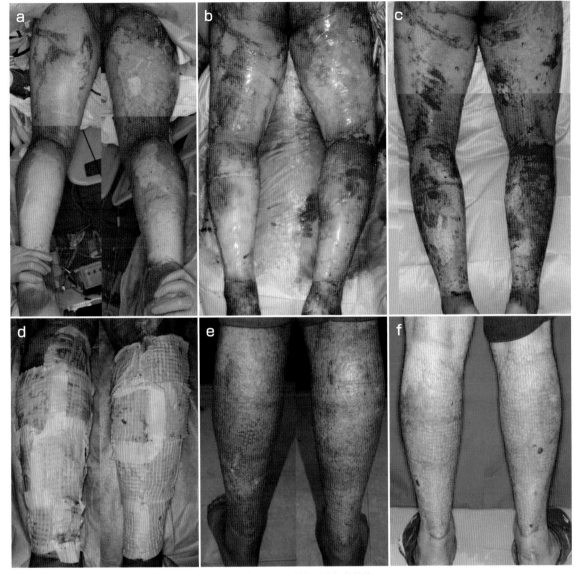

図 7. 症例 3：両側下腿火炎熱傷
a：受傷 3 日目，手術時．デブリードマン前
b：受傷 3 日目，デブリードマン，人工真皮貼付後
c：受傷 14 日目，人工真皮フィルム除去後
d：受傷 14 日目，MEEK™植皮を施行した．
e：植皮後 4 週，ほぼ上皮化が得られている．
f：植皮後 8 週．創部の炎症も消失している．

症例 3：25 歳，男性，両側下腿火炎熱傷

自動車工場での作業中に爆発し着衣に引火して受傷．当院へ救急搬送された．両側下腿後面を中心に 24%TBSA の DDB，DB を認めた．

下肢熱傷に対して，受傷 3 日目にデブリードマン，人工真皮を貼付したのち(図 7-a, b)，受傷 14 日目に，損傷の深い両側下腿に植皮術を施行した．人工真皮のフィルムを除去したのち左大腿外側の正常皮膚部より 8/1,000 inch の皮膚を採取し 6 倍 MEEK™で皮膚欠損部を被覆した(図 7-c, d)．植皮後 5 日目に MEEK™ガーゼのみ残して上層ドレッシングを交換した．植皮後 10 日目に MEEK™ガーゼを除去した．植皮片の生着は良好であった．植皮後 18 日目に自宅退院した．術後 8 週時，炎症や肥厚なく経過している(図 7-e, f)．

おわりに

MEEK™植皮の手術手技，特徴，適応，臨床例について解説した．MEEK™システムは，専用機器の購入やドレッシングを含めた手技習得などの問題はあるが，効率よく高倍率に植皮片を拡張することができ，採皮部が限定される広範囲熱傷において有効である．

参考文献

1) 大島純弥ほか：分層植皮術の植皮片拡張における MEEK™システムの使用経験. 熱傷. **47**：29-34, 2021.
   Summary　本邦における MEEK™植皮の報告.
2) 大島純弥，関堂　充：MEEK™システム. 救急医学. **45**：1410-1414, 2021.
3) Meek, C. P.：Successful microdermagrafting using the Meek-Wall microdermatome. Am J Surg. **96**：557-558, 1958.
   Summary　MEEK™植皮原法の報告.
4) Kreis, R. W., et al.：Widely expanded postage stamp skin grafts using a modified Meek tech-nique in combination with an allograft overlay. Burns. **19**：142-145, 1993.
5) Peeters, R., Hubens, A.：The mesh skin graft—true expansion rate. Burns. **14**：239-240, 1988.
   Summary　メッシュダーマトームの実際の拡張率についての報告.
6) Quintero, E. C., et al.：Meek micrografting history, indications, technique, physiology and experience：a review article. J Wound Care. **27**：S12-S18, 2018.
7) Hsieh, C-S, et al.：Five years experience of the modified Meek technique in the management of extensive burns. Burns. **34**：350-354, 2008.
8) Noureldin, M. A., et al.：Comparative study between skin micrografting(Meek technique) and meshed skin grafts in paediatric burns. Burns. **48**：1632-1644, 2022.
   Summary　メッシュダーマトームと比較した MEEK™の優位性の報告.
9) Kok, Y. O., et al.：Revolutionizing major burns management with micrografting-improved healthcare costs, time and burns resources. Plast Reconstr Surg. **136**：64, 2015.

PEPARS ━━ バックナンバー一覧

各号定価 3,300 円(本体 3,000 円＋税)，ただし，増大号のため，No. 159,171,183,207 は定価 5,720 円(本体 5,200円＋税)，No. 195 は定価 6,600 円(本体 6,000 円＋税)，No. 200 は定価 5,500 円(本体 5,000 円＋税)．No. 209 は定価 4,400 円(本体 4,000 円＋税)．在庫僅少品もございます．品切の場合はご容赦ください．

(2024 年 6 月現在)

掲載されていないバックナンバーにつきましては，弊社ホームページ (www.zenniti.com) をご覧下さい．

┌─────────────────────────────────┐
│　　　**2024 年　年間購読　受付中！**　　　│
│　年間購読料　42,020 円(消費税込)(送料弊社負担)│
│　(通常号 11 冊＋増大号 1 冊：合計 12 冊)　│
└─────────────────────────────────┘

click

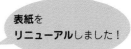

全日本病院出版会　　　　　　　　　検　索

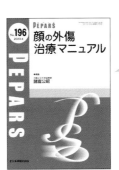

表紙をリニューアルしました！

編集顧問：	栗 原 邦 弘	百 束 比 古	光 嶋 　 勲		No.211　編集企画：
編集主幹：	上 田 晃 一	大阪医科薬科大学教授			小川　令　日本医科大学 教授
	大慈弥裕之	NPO 法人自由が丘アカデミー代表理事			
	小 川 　 令	日本医科大学教授			

PEPARS　No.211

2024 年 7 月 15 日発行（毎月 1 回 15 日発行）
　　　定価は表紙に表示してあります．
　　　　　　　Printed in Japan

発行者　　末 定 広 光
発行所　　　株式会社　全日本病院出版会
〒 113-0033　東京都文京区本郷 3 丁目 16 番 4 号
　　　　　電話（03）5689-5989　Fax（03）5689-8030
　　　　　郵便振替口座 00160-9-58753

印刷・製本　三報社印刷株式会社　　　電話（03）3637-0005
広告取扱店　株式会社文京メディカル　電話（03）3817-8036